# La neurochirurgie en Auvergne

*Quarante années fondatrices (1953-1993)*

Médecine à travers les siècles

*Collection dirigée par le Docteur Xavier Riaud*

L'objectif de cette collection est de constituer « une histoire grand public » de la médecine ainsi que de ses acteurs plus ou moins connus, de l'Antiquité à nos jours.
Si elle se veut un hommage à ceux qui ont contribué au progrès de l'humanité, elle ne néglige pas pour autant les zones d'ombre ou les dérives de la science médicale.
C'est en ce sens que – conformément à ce que devrait être l'enseignement de l'histoire –, elle ambitionne une « vision globale » et non partielle ou partiale comme cela est trop souvent le cas.

Dernières parutions

Michel A. GERMAIN, Frédéric Chopin (1810-1849). *Un musicien de génie atteint d'une maladie rare, la mucoviscidose*, 2018.
André Julien FABRE, *Médecins et politique. Galerie de portraits de médecins politiciens à travers les âges*, 2018.
Jacques VASSAULT, *Contribution à l'histoire de l'asile d'aliénés d'Évreux. Tome II : Les pratiques*, 2018.
Jacques VASSAULT, *Contribution à l'histoire de l'asile d'aliénés d'Évreux. Tome I : Création de l'établissement*, 2018.
Pierre AUBRY, avec la collaboration de Bernard-Alex GAÜZÈRE, *Médecin conchyliologue et océan Indo-Pacifique*, 2018.
Sofiane BOUHDIBA, *Dans le sillage des médecins de marine de l'Antiquité à nos jours*, 2018
Xavier RIAUD, *Dentiste et espion*, 2018.
Jean GRANAT et Évelyne PEYRE, *« Bébé », un nain à la cour de Lunéville (1741-1764)*, 2018.
Xavier RIAUD, *Charles Godon (1854-1923) et Georges Villain (1881-1938), le maître et l'élève*, 2018.
Pauline GRUBER, *Histoire de l'anesthésie en odontologie de l'Antiquité au début du XX^e^ siècle*, 2018.
Patrice PINET, *Les musiciens, la maladie et la médecine de Guillaume de Machaut à Béla Bartók*, 2017.
Annie BOYER-LABROUCHE, *Corps et âmes. Les hommes et la médecine au XVIII^e^ siècle*, 2017.

Jacques Chabannes

# La neurochirurgie en Auvergne

*Quarante années fondatrices (1953-1993)*

Préface de François Resche

L'Harmattan

**5-7, rue de l'Ecole-Polytechnique, 75005 Paris**

http://www.editions-harmattan.fr

ISBN : 978-2-343-14768-0
EAN : 9782343147680

# Préface

Je suis particulièrement honoré de m'être vu confier l'agréable tâche de préfacer l'ouvrage de mon aîné et maître dans la discipline, collègue et ami, le Professeur Jacques Chabannes.

Qu'il me soit permis d'introduire ici d'emblée une touche personnelle. À l'instar de Jacques Chabannes, je suis originaire d'Auvergne. L'ayant quittée tôt pour suivre la migration familiale, j'eus une enfance nourrie des récits teintés de nostalgie de ma mère, évoquant pêle-mêle ses études puis son service d'infirmière à l'Hôtel-Dieu de Clermont à la fin des années 30 et au début de la Seconde Guerre mondiale, l'accueil des réfugiés républicains espagnols (en un temps où l'hôpital public était encore *"hospitalier"* comme à ses origines), les missions-éclair spectaculaires de Thierry de Martel venant opérer les premiers patients neurochirurgicaux, la stupeur ressentie à l'annonce de son suicide lors de l'entrée des troupes allemandes à Paris, le repli forcé à Clermont de la Faculté de médecine de Strasbourg. En 1958, j'entendis parler pour la première fois d'un certain Pavillon Fleming au sein de l'Hôtel-Dieu, où un membre de ma famille, hospitalisé deux mois pour un traumatisme cranioencéphalique gravissime, avait été parmi les premiers à bénéficier de soins de *"réanimation"* qui ne purent toutefois prévenir l'issue fatale. Cette *imprégnation* ne fut sans doute pas étrangère à mon choix de spécialité, à l'issue du concours d'internat des hôpitaux de Nantes (1966).

Je fis très tôt la rencontre de Jacques Chabannes (et de Bernard Montrieul) à l'occasion du premier Congrès de la Société de Neurochirurgie de Langue Française auquel il me fut donné de participer (Bordeaux - 1972). Président de la Société Française de Neurochirurgie, Jacques Chabannes me fit l'honneur, quelques années plus tard (en 1983), de me confier la coordination d'une table-ronde consacrée aux hémangio-blastomes infratentoriels, variété de tumeur qui avait fait l'objet de ma thèse d'exercice (1971) et un peu plus tard de celle de son élève Jean-Jacques Gravier. De 1988 à 1992, j'eus l'occasion de côtoyer Pierre Janny lors des réunions de la sous-section de neurochirurgie du Conseil National des Universités.

Par un heureux hasard j'obtins, au début de la présente décennie, des nouvelles de Jacques Chabannes : visitant le musée archéologique de Voingt en Combrailles, situé à proximité immédiate de la voie romaine d'Agrippa Lyon-Saintes, je fus interrogé par Pierre Ganne, son directeur-fondateur, sur ma ville de résidence et ma profession. Ma réponse amena cette réflexion *"neurochirurgien ? alors vous devez connaître Jacques Chabannes ; c'est mon oncle ! "*. Certes ... C'est ainsi que retraités l'un et l'autre et après une interruption de près de vingt ans, nous avons pu renouer des relations qui, de professionnelles, sont devenues amicales. Nous nous efforçons de nous retrouver en famille au moins une fois par an, début septembre, sur une île de la Côte charentaise où, entre autres neurochirurgiens, Jean-Pierre Caron et Jean Lepoire avaient leurs habitudes.

Il y a quelques mois, nous avons échangé nos "œuvres" de retraités : Jacques Chabannes me remit un exemplaire du travail de mémoire qu'il avait rédigé dans les mois ayant suivi sa cessation d'activité, polycopié à quelques exemplaires par le service d'imprimerie du CHU de Clermont-Ferrand, et non diffusé au-delà d'un cercle familial et local restreint.

La lecture de son travail a été pour moi édifiante et pas seulement pour les raisons personnelles évoquées plus haut. J'ai encouragé Jacques Chabannes à le soumettre pour publication au directeur de la collection *"Médecine à travers les Siècles"* chez L'Harmattan, le Docteur Xavier Riaud, qui l'a volontiers accepté.

L'histoire commence en 1953. Les Centres Hospitaliers Universitaires et le *"plein temps"* n'existent pas. Dans les villes sièges de Faculté de médecine exercent, d'une part des médecins, chirurgiens et spécialistes des hôpitaux nommés après concours hospitalier local sous la tutelle du ministère de la santé, d'autre part des professeurs titulaires de chaire et des professeurs *"sans chaire"*, nommés après concours universitaire national.

Les praticiens ont une présence hospitalière plus ou moins longue le matin, et exercent en cabinet "de ville" ou en clinique privée le reste du temps. Le pilier du service hospitalier est l'interne, mais il arrive également aux internes en chirurgie de s'absenter du service pour aller en clinique aider leur *"patron"* et parfaire leur apprentissage.

La réforme voulue à la fin des années 50 par le Professeur Robert Debré et instaurée par les ordonnances signées par son fils Michel, premier ministre du Général de Gaulle, créa les Centres Hospitaliers Universitaires et mit fin, temporairement, à cette dualité de statut. Il fallut près d'une décennie pour intégrer dans les CHU les professeurs volontaires (certains s'y refusèrent) au prix de l'introduction d'un secteur privé à l'hôpital public, et organiser d'autre part des concours universitaires pour les médecins, chirurgiens et spécialistes des hôpitaux intéressés par l'enseignement et la recherche. Bien des talents quittèrent l'hôpital public ou n'y conservèrent que des fonctions d'attachés de consultation. Il fallut une nouvelle décennie pour introduire progressivement au sein des CHU des praticiens *"monoappartenants"* de statut analogue à celui des praticiens des hôpitaux non universitaires.

Au sein des services qui constituaient alors la cellule médicale de base de l'hôpital, le chef de service, généralement universitaire d'origine et souvent *"parachuté"* de Paris (parfois à son corps défendant), avait d'ordinaire un adjoint passé par la voie hospitalière, implanté localement et disposant de correspondants. Les fortes personnalités s'affrontaient souvent et la réponse de la direction de l'hôpital résidait, faute de mieux, en la création d'un deuxième service, ce qui pouvait être opportun en termes de sérénité, mais l'était moins sur le plan de la cohérence disciplinaire et organisationnelle et de la formation des jeunes.

Jusqu'au milieu de la décennie 70, les hôpitaux publics conservèrent un caractère confessionnel prégnant marqué par la présence de religieuses appartenant à une communauté donnée, qui jouaient le rôle de cadres infirmiers, d'infirmières et de formatrices, ne comptant pas leur temps. La laïcisation voulue de l'hôpital et le tarissement abyssal concomitant des vocations religieuses, les virent disparaître en quelques années du paysage hospitalier public et bientôt des cliniques privées.

L'ouvrage de Jacques Chabannes couvre les quarante années de son exercice neurochirurgical hospitalier puis hospitalo-universitaire, d'interne, d'assistant, d'enseignant-chercheur, et de chef de service, fortement impliqué *in fine* dans l'administration de son CHU, en devenant Président de la Commission Médicale d'Établissement.

Avec pudeur, avec une très grande modestie au regard de l'importance de son engagement personnel et de ses contributions propres, Jacques Chabannes expose ce que furent les débuts et les grandes évolutions de notre discipline, une discipline ô combien exigeante, chronophage, ne prêtant pas à l'approximation, obligeant à des décisions immédiates et nécessitant également une empathie toute particulière avec les patients et leur famille. Une discipline avec ses moments de tension intense, ses échecs douloureux, et aussi ses réussites réconfortantes.

Il décrit les progrès des techniques chirurgicales (qu'il est loin le temps de la confection extemporanée des clips chirurgicaux au fil d'argent pour l'exclusion des anévrysmes !), l'introduction du microscope chirurgical dont l'usage paraît aller de soi mais que certains neurochirurgiens parmi les pionniers ne voulurent jamais intégrer dans leur pratique, préférant le port de lunettes grossissantes posées à la demande, la mise en place de la stéréotaxie, et bien d'autres...

Les techniques d'investigation du système nerveux central ont drastiquement gagné en innocuité, mais également en précision anatomique et plus récemment physiopathologique. Qu'il est loin également le temps des artériographies carotidiennes par ponction directe de l'artère avec des porte-cassettes se bloquant en cours d'examen, ou celui de la fixation du patient sur un appareil à encéphalographie tournant sur un axe central digne d'un entraînement de pilote de chasse ! La création de la neuroradiologie, discipline-fille de la radiologie et des sciences neurologiques, déchargea les neurochirurgiens d'un certain nombre de tâches exploratoires. Quelques spécialistes passèrent à la fin de la décennie 80 du diagnostic angiographique des malformations vasculaires à leur prise en charge thérapeutique par voie endovasculaire, inaugurant la neuroradiologie interventionnelle…

Il faut savoir gré au Professeur Jacques Chabannes d'avoir, dans un récit alerte et porteur d'anecdotes, fait revivre des figures de neurochirurgiens, d'anesthésistes, de religieuses, d'infirmières, de secrétaires médicales, bref d'*"hospitaliers"* pour qui le dévouement au service du malade constituait une valeur fondamentale commune et un objectif de vie, assumés de manière naturelle et sans ostentation.

Hormis l'avant-propos et la réécriture partielle de la mise en perspective historique initiale, les développements exposés à la suite sont demeurés strictement identiques au texte originel. L'ouvrage a donc l'immense intérêt de présenter, sans artifice ni enjolivement *a posteriori* et en conséquence avec la garantie d'une parfaite authenticité, la période fondatrice dans une grande ville de province de la jeune discipline que constituait encore à l'époque la neurochirurgie.

Cet ouvrage ne manquera pas d'intéresser les neurochirurgiens septuagénaires et octogénaires encore de ce monde, qui retrouveront comme moi sans nul doute dans le récit de Jacques Chabannes de nombreuses convergences avec ce qu'ils ont eux-mêmes vécu dans leurs villes et services respectifs. Il aura surtout valeur historique pour les spécialistes des générations suivantes dont les conditions d'exercice se sont radicalement modifiées au cours des vingt-cinq dernières années, et plus généralement pour tout médecin concerné par les évolutions contemporaines permanentes de la profession.

François Resche [1]
Nantes, avril 2018

---

[1] Professeur émérite de neurochirurgie, praticien hospitalier chef du service de neurochirurgie du CHU de Nantes (1985-1998), vice-président (1997-2002) puis président (2002-2007) de l'université de Nantes, auteur de : *Le papyrus médical Edwin Smith – Chirurgie et magie en Égypte antique* – L'Harmattan Éditeur, Paris (coll. Médecine à travers les siècles) - 1 vol. 489 pages, 2016.

## *Avant-propos*

Le modeste témoignage que j'ai rédigé peu après ma cessation d'activité en 1993 n'avait d'autre ambition qu'une publication locale afin de laisser une trace de la naissance et de l'évolution d'une discipline nouvelle au sein d'un vieil hôpital avant la création des CHU et au cours des quarante premières années de son développement.

Mon propos se limite donc volontairement à ce que j'ai vécu d'autant que l'évolution ultérieure, extrêmement rapide et précise des moyens d'exploration, qui a transformé les connaissances, les décisions et les méthodes thérapeutiques, ne m'aurait pas permis d'évoquer avec justesse ce que je n'ai pas connu lors de ma période d'activité.

Cette évolution permanente, mondialisée, dans un cadre très élargi, en particulier des neurosciences, n'a pas franchi le seuil de l'Histoire et elle appartient désormais à celles et ceux qui ont pris le relais avec brio.

C'est mon ami, le Professeur François Resche qui, à la lecture récente de ce travail, m'a suggéré cette présente édition et m'a largement aidé dans sa réalisation ; qu'il soit particulièrement remercié de cette prise en charge et de son soutien permanent dans cette "démarche patrimoniale". Il a également sollicité le Docteur Xavier Riaud qui a accepté la publication de ce volume dans la collection *"Médecine à travers les siècles"* qu'il dirige chez L'Harmattan. Qu'ils soient sincèrement remerciés l'un et l'autre pour cette publication qui incitera peut-être quelques "anciens" à témoigner.

Merci au Dr Catherine Guyon notre fille qui a permis la confection initiale de ce volume et merci à Madame Françoise Heurtin qui a assuré la frappe de ce travail.

## Sommaire

## Introduction

Deux éléments m'ont décidé à rédiger ces pages :

- La lecture de l'excellent travail de Jean Belin et Bernard Belaigues[2] dans lequel est décrit avec clarté, précision et humour ce que fut notre hôpital au cours des âges et qui préfigure son extraordinaire essor dans la seconde moitié du XX$^{e}$ siècle à la faveur de la mise en place du temps plein hospitalo-universitaire, moteur indiscutable du développement rapide, trop rapide ? - des spécialités qui, en quelques années, vont s'ériger en services, départements, au détriment des classiques services de médecine et de chirurgie.

- Par ailleurs, Jean Pecker, dans son remarquable article *"Histoire de la Neurochirurgie"*, écrivait, après avoir nommé les dix membres fondateurs de la Société de Neurochirurgie de Langue Française (SNCLF)[3] *"l'on pourrait encore écrire l'histoire de la neurochirurgie dans les grandes villes de France : elle est le prolongement normal de l'aventure parisienne mais les faits sont encore trop proches de nous pour être véritablement inclus dans l'Histoire"*. Les temps ont passé vite, très vite, et les deux fondateurs de la Neurochirurgie Auvergnate ont eux-mêmes franchi la barrière de l'Histoire si bien que, restant maintenant le seul neurochirurgien clermontois témoin et acteur de l'époque initiale, parfois héroïque, toujours exaltante, je me suis cru autorisé, non sans quelque témérité, à

---

[2] Jean Belin (avec la participation de Bernard Belaigues) *: Combats pour la vie : l'Hôtel-Dieu de Clermont-Ferrand* – Ed. Un deux quatre, Clermont-Ferrand - 1 vol. 208 pages, 1999.

[3] Après la mort de Clovis Vincent, Daniel Petit-Dutaillis fondera la SNCLF avec : Pierre Puech, Marcel David, Jacques Le Beau et Jean Guillaume (Paris), Pierre Wertheimer (Lyon), Paul Martin (Bruxelles), René Rousseaux (Nancy), Pierre Goinard (Alger), et Albert Jentzer (Genève).

porter témoignage de l'immense privilège qui a été le mien d'assister comme Externe des Hôpitaux, à la naissance et aux premiers pas de la neurochirurgie à Clermont puis de participer à son développement comme acteur à plein temps pendant trente-huit ans.

Il va de soi que la Neurochirurgie n'a été que l'un des maillons de l'étude et des traitements des maladies de l'encéphale et de la moelle épinière, certaines de ces affections échappant totalement à la chirurgie. En effet, sans la neurologie, la neurochirurgie n'aurait pas de raison d'être. Si l'Homme, à chaque instant de sa longue histoire, n'a cessé de spéculer sur le contenu de son crâne, siège de toutes ses facultés, il fallait bien qu'un jour, une main ose se glisser à la découverte des mystères de l'encéphale. D'ailleurs, assez près de nous, certains ont bien saisi que la réflexion purement médicale ne suffirait ni à leur soif de connaissance ni à un traitement adéquat de certaines affections neurologiques et ils ont franchi le pas du passage à l'acte. L'exemple le plus frappant en est celui de Clovis Vincent, neurologue chevronné, élève de l'éminent Neurologue Joseph Babinski, qui fut le véritable fondateur de la neurochirurgie française. Clovis Vincent, ayant bénéficié de quelques notions de chirurgie générale, confiait néanmoins ses malades à son ami chirurgien Thierry de Martel, jusqu'au jour où, profitant de l'absence de de Martel retenu à l'étranger, il opère seul son premier malade et devient ensuite le chirurgien auquel Harvey Cushing, en 1938, adressait cet hommage cité par J. Pecker : *"Vous vous montrez aussi maître de votre plume que de votre scalpel. J'avais, en vous regardant opérer à la Pitié devant vos méthodes et vos gestes, un enthousiasme silencieux et j'imaginais les sentiments qu'a dû éprouver Pérugin quand il regarda par-dessus l'épaule de Raphaël..."*. Cet exemple démontre combien neurologie et neurochirurgie sont indissociables. Mais il convient encore, afin d'appréhender parfaitement ce qu'est l'étude des diverses pathologies du système nerveux, de compléter le dispositif par le rôle, d'abord indispensable et maintenant bien souvent prépondérant, qu'ont joué et jouent les différents examens complémentaires pratiqués dans des laboratoires ou unités très spécifiques : leur importance est telle que certaines de ces méthodes, en particulier radiologiques, se substituent parfois à la chirurgie classique.

Que le lecteur m'accorde toute son indulgence, d'abord pour les redites avec l'ouvrage de Jean Belin dont il se veut un modeste complément, mais aussi pour avoir organisé, à des fins essentiellement pratiques, cette rétrospective autour de la chronologie de ma propre carrière : mais les étapes de cette dernière, accomplie uniquement dans le plein temps hospitalo-universitaire, jalonnent étroitement l'évolution de la discipline : elles représentent donc pour moi, les repères les plus fiables pour serrer, au plus vrai, ce chapitre de l'une des spécialités du CHRU de Clermont-Ferrand.

## Les spécialités à Clermont-Ferrand en 1950 – Neuropsychiatrie - Neurochirurgie

1) Les Hôpitaux de Clermont ne comportaient qu'un nombre limité de spécialités, les plus utiles parmi lesquelles : l'ophtalmologie, l'ORL, la dermatologie, la pédiatrie, la pneumologie et l'obstétrique. La chirurgie n'était, à quelques rares exceptions près, nullement diversifiée : certes quelques chirurgiens marquaient une préférence pour certaines interventions, mais dans l'ensemble ils étaient polyvalents et au cours d'une matinée opératoire, ils passaient aisément de l'orthopédie à la chirurgie abdominale ou pelvienne.

2) La Neurologie hospitalière s'ébauchait avec l'installation, en tant que successeur du Docteur Quiquandon, de Monsieur le Professeur Bernard Pommé[4], agrégé du Val de Grâce et ancien médecin général. Le Professeur Pommé exerçait en fait la Neuro-Psychiatrie[5], mais sa préférence allait, sans aucun doute, à la Neurologie. Il sera rapidement entouré de ses premiers élèves et j'ai eu l'honneur de compter au nombre d'entre eux et le privilège de bénéficier des qualités exceptionnelles d'enseignant et de médecin, du Patron. Ce "Bigourdan" de petite taille, à la démarche sûre et régulière du militaire, décrivait avec humour son tour de tête imposant qui lui valait quelques difficultés pour l'achat de ses chapeaux : ses yeux à la fois malicieux et scrutateurs sous d'épais sourcils savaient capter l'interlocuteur ou un vaste auditoire. Toujours soigné dans sa

[4] Un portrait très réaliste du Patron a été tracé par Jean Belin *op.cit.* pp 155-157 *et suiv.*

[5] Selon l'orthographe de l'époque, qui soulignait parfaitement la dualité des disciplines au sein d'une même "spécialité".

mise, il était d'une extrême courtoisie et respectait son personnel et ses élèves auxquels il ne s'adressait jamais sans faire précéder leur nom de Monsieur, Madame ou Mademoiselle.

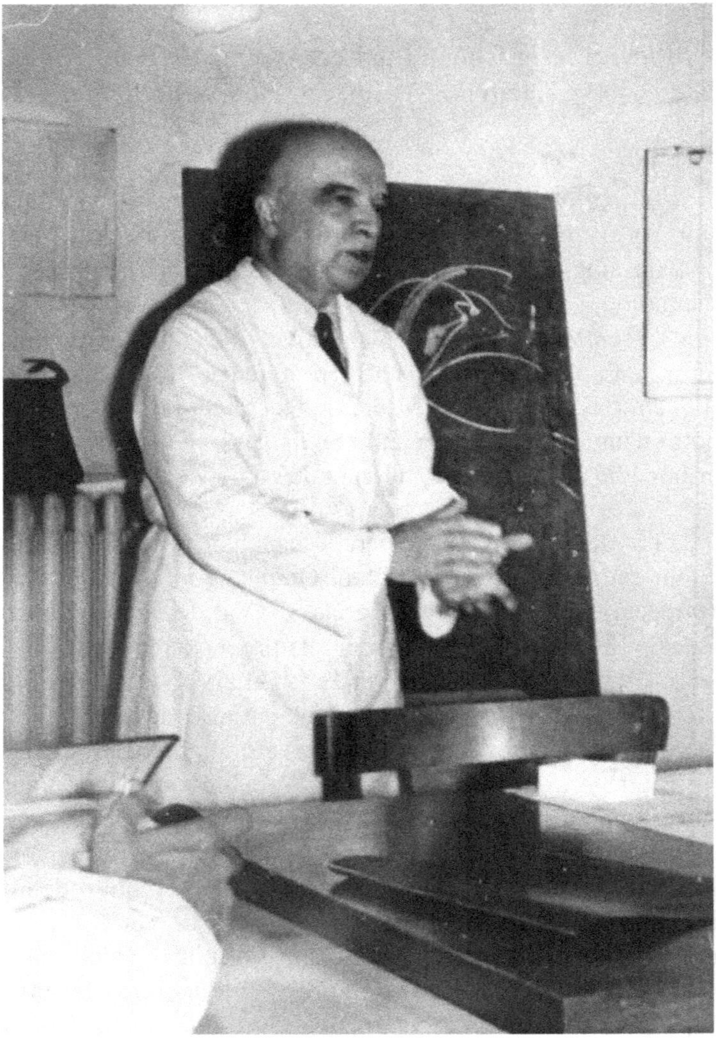

Cliché 1 (coll. pers.) - Le Professeur Bernard Pommé donnant un enseignement clinique dans son service

En revanche, il exigeait, sans autoritarisme, mais avec fermeté que nous nous présentions devant les malades avec une cravate, y compris l'été. Dans ses deux grands services de l'Hôpital Général, Salle Bertrand pour les hommes et Salle Bujadoux pour les femmes, le recrutement comportait en majorité des patients de psychiatrie et des alcooliques, mais sa préférence allait nettement à la neurologie que ce "gentilhomme" selon le qualificatif de son successeur le Professeur Maurice Porot, nous enseignait avec le brio d'un grand acteur, un langage châtié et une érudition jamais en défaut.

Au stade de l'externat, il nous inculquait la sémiologie, l'observation du malade et l'art de la correspondance avec les médecins traitants par la lettre de sortie manuscrite (les secrétariats médicaux n'existaient pas encore), lettre que rédigeait l'externe et que signait le Patron en prenant grand soin d'écrire la formule de politesse et de vérifier que nous n'avions pas omis l'accent aigu sur le "é" de Pommé. Il nous présentait régulièrement, soit à ses cours cliniques très fréquentés le samedi matin, soit à des consultations publiques où il était accompagné de toute son équipe, des patients atteints de pathologies diverses : tabès, comitialités, poliomyélites, démences, etc. Mais faute de moyens, aucun de ces patients ne pouvait être complètement exploré à Clermont et bon an mal an, il confiait cinq à six tumeurs cérébrales à des neurochirurgiens parisiens, plus particulièrement à Jean Guillaume qui lui déléguera bientôt un de ses élèves. Le Professeur B. Pommé a, sans aucun doute, été le pionnier de l'implantation des sciences neurologiques à Clermont ; il a donné à beaucoup le goût de la neurologie et à ses élèves, il a imprimé une marque indélébile d'homme d'honneur et de grand médecin.

3) La neurochirurgie n'existait pas à Clermont en 1950, pas plus d'ailleurs que dans bon nombre de villes françaises et elle n'était pas particulièrement attendue. Seul B. Pommé, avec son habituelle clairvoyance, en discernait, si ce n'est l'évolution, du moins l'intérêt ; mais en l'absence de demande précise de ses correspondants, il se trouvait bien seul d'autant que les chirurgiens, en dehors de quelques plaies crâniennes traumatiques qu'ils "paraient *a minima*", ne s'aventuraient pas au niveau du cerveau : toucher à la tête représentait presque une condamnation pour le patient ou, pour le moins, la quasi-

certitude d'un handicap sévère : la fameuse "opération du trépan" ne jouissait, ni dans le public, ni d'ailleurs chez les médecins, d'une réputation très flatteuse : souvenirs et séquelles de la grande guerre de 1914-1918 ?, mythe entretenu par l'existence des "gueules cassées" avec une tranche spéciale de la loterie nationale, grand précurseur du loto actuel ?

4) Les chirurgiens généralistes les plus audacieux pratiquaient tout de même dans quelques rares cas un trou de trépan explorateur à la recherche d'un éventuel hématome extra-dural. C'est ainsi que j'ai eu l'occasion quelques années plus tard, en rasant le cuir chevelu d'un blessé pour l'opérer en urgence d'un hématome extradural, de découvrir au niveau de l'hémicrâne opposé, une vaste perte de substance osseuse, bien recouverte de peau. J'ai su plus tard, par le malade, qu'il avait été opéré quelques années auparavant d'un hématome extra-dural aigu controlatéral par mon Maître le Professeur Henri Germain, ancien chirurgien des Armées. Le Professeur Pierre Lataix aimait à relater qu'au cours de son clinicat à Paris, ayant dû prendre la décision de s'installer en province, il avait demandé à Clovis Vincent de lui enseigner l'art du maniement du trépan afin d'être à même de "se débrouiller" devant l'éventuelle urgence crânienne qui pourrait se présenter à lui. Les traumatismes vertébraux avec atteinte médullaire, heureusement moins nombreux avant l'ère des déplacements rapides et de certains sports à risque, ne bénéficiaient d'aucun autre traitement que l'alitement et... l'évolution spontanée, c'est dire l'importance de la mortalité en rapport avec les multiples complications de décubitus. Les traumatisés cranio-encéphaliques graves mouraient aussi faute d'une réanimation encore à inventer : le seul traitement proposé pour les moins graves d'entre eux - ceux qui survivaient aux premiers jours -, consistait en une observance de l'alitement strict, tête à plat sur le drap, en chambre obscure et à la diète... pendant trois semaines !

## La Neurochirurgie en France – Naissance et premiers développements

### 1) Les fondateurs et leurs successeurs immédiats

La neurochirurgie s'est individualisée au début du XX$^{e}$ siècle aux États-Unis entre les mains d'Harvey Cushing, mais elle ne s'est installée vraiment en France qu'un peu plus tard. Si les deux remarquables pionniers que furent Thierry de Martel (1876-1940) et surtout Clovis Vincent (1879-1947) exercèrent et développèrent la neurochirurgie française à Paris entre 1928 et 1940, voire 1947 pour le second, c'est en 1950 que le petit groupe d'élèves et de concurrents osa fonder sous la direction de Petit-Dutaillis et avec la participation de quelques chirurgiens européens la première société nationale de Neurochirurgie qui deviendra la Société de Neurochirurgie de langue française : à Paris : Daniel Petit-Dutaillis, Pierre Puech, Marcel David et Bernard Pertuiset, Jacques Le Beau, Jean Guillaume ; à Lyon : Pierre Wertheimer ; à Nancy : René Rousseaux ; Paul Martin de Bruxelles ; Pierre Goinard d'Alger et Albert Jentzer de Genève. Ils étaient peu nombreux, comme en témoignent les photographies prises lors des premières réunions, mais animés d'une ardeur sans faille et Jean Pecker nous a laissé de cette époque héroïque, une description parfaitement éloquente et imagée, reprise plus récemment par Jean-Pierre Houtteville en 2008 puis Jacques Brunon en 2012[6]. Ces neurochirurgiens qui auparavant ne disposaient pas de tribune spécifique pour leurs publications, qu'ils présentaient en invités dociles, devant la puissante Société Française de Neurologie, avec le risque, au moins pour les plus jeunes, d'être quelque peu malmenés, en

[6] Jacques Brunon – Histoire de la Neurochirurgie Francophone – Regimedia Ed., Saint-Cloud, 106 pages - 2012.

raison de leur "modernisme" et de l'audace de leurs explorations, voire de leurs indications thérapeutiques, ont ainsi acquis la liberté de s'exprimer de façon autonome. Si Paris a concentré initialement la Neurochirurgie dans deux hôpitaux, La Pitié et La Salpêtrière dans le sillage de Vincent et de Martel, la décentralisation s'est accomplie assez rapidement tant à Paris que dans de grands hôpitaux de province : à Paris à Lariboisière avec Robert Houdart, à l'hôpital Foch de Suresnes avec Gérard Guiot et Jacques Rougerie, à Sainte-Anne avec Gabriel Mazars et Jean Talairach, aux Enfants-Malades avec Jean-François Hirsch, à l'hôpital du Val-de-Grâce avec Bouchard puis Michel Desgeorges. En province, à Lyon avec Louis Mansuy, Jean Lecuire et Georges-Édouard Allègre, à Toulouse avec Guy Lazorthes, à Marseille avec Jean Paillas, à Nice avec Jean Duplay, à Montpellier avec Claude Gros, à Bordeaux avec Henri Pouyanne, Jean Pecker à Rennes, Pierre Descuns à Nantes, Émile Laine à Lille , Jacques de Rougemont à Grenoble, René Fontaine et Jean Philippides à Strasbourg, Ernest Woringer à Colmar, Jean Lepoire à Nancy, Adrien Dany à Limoges, Pierre Janny et Bernard Montrieul à Clermont en 1952, André Gouazé à Tours. D'autres centres se créèrent, particulièrement à Amiens, Saint-Etienne, Dijon, Besançon, Poitiers, Orléans, etc.

Des équipes efficaces se formèrent non sans quelques difficultés : ainsi, Robert-Paul Vigouroux (qui fut maire de Marseille de 1986 à 1995) donne dans la présentation du livre jubilaire du Pr Paillas, une description sobre mais non sans humour des débuts de la Neurochirurgie marseillaise. Heureusement, les réunions de la Société de Neurochirurgie de langue française, puis de la Société Française de Neurochirurgie et plus tard du Club de Neurochirurgie du Rachis fondé à Clermont en 1987, apportèrent une cohésion très salutaire à la jeune discipline.

Quelques autres neurochirurgiens, essentiellement anglo-saxons en particulier Walter Dandy et Percival Bailey aux États-Unis, Norman Dott à Edimburgh, ainsi que Wilhelm Tönnis en Allemagne et Herbert Olivecrona en Suède avaient bien déblayé le terrain au prix de travaux cliniques d'une exceptionnelle rigueur, mais deux éléments limitaient notablement les performances neurochirurgicales :

a) d'une part, les difficultés de diagnostic en raison de l'indigence des moyens d'investigations paracliniques qui se résumaient aux radios standard du crâne et du rachis, à l'EEG, à l'examen ophtalmologique, à l'artériographie uniquement carotidienne avec un nombre de clichés très limité, à la ventriculographie non exempte de risques majeurs et à l'encéphalographie gazeuse aux indications restreintes.

b) d'autre part, l'absence totale de réanimation et de bien pauvres capacités d'anesthésie, tant en personnels qu'en moyens médicamenteux et instrumentaux. Dans les grands services de chirurgie générale, l'anesthésie était bien souvent confiée à l'externe, au mieux à un interne particulièrement intéressé disposant du masque d'Ombredanne rempli d'éther et plus tard, de l'appareil en circuit fermé.

L'intubation endotrachéale n'était que rarement pratiquée et les sondes en caoutchouc assez rigides pas toujours bien tolérées par la trachée. La trachéotomie, pratiquée à ses débuts avant tout pour les troubles respiratoires dans la poliomyélite, complétera le dispositif pour les anesthésistes.

Au début, les neurochirurgiens opéraient d'ailleurs les tumeurs cérébrales sous anesthésie locale bien plus sécurisante au plan respiratoire qu'une anesthésie au masque pratiquement incontrôlable sans intubation.

**2) Les indications opératoires à l'époque**

Si la plupart des lésions étaient connues soit par les publications, soit par les résultats des autopsies très pratiquées alors, quelles étaient celles qui faisaient à cette époque l'objet d'indications opératoires ?

a) Certes des *tumeurs cérébrales*, lorsque le diagnostic pouvait être retenu en préopératoire ou bien lors d'explorations chirurgicales directes décidées sur la clinique et une approximation aux examens complémentaires. Jean Pecker nous rappelle que Clovis Vincent avait publié en 1929 devant la Société Médicale des Hôpitaux de Paris, 8 cas de tumeurs cérébrales opérées avec succès. On pourrait qualifier cette période d'ère du glioblastome. La découverte d'un méningiome de la convexité était rare, le traitement des adénomes hypophysaires par voie sous-frontale et des tumeurs de la fosse postérieure constituait encore une aventure, en particulier l'exérèse des neurinomes du VIII (nerf stato-acoustique) chez un malade couché en position ventrale.

b) Des *hémorragies cérébrales* : le plus souvent hématomes dits spontanés chez des "vasculaires" et quelques hémorragies anévrysmales dont Émile Laine de Lille se fera le champion. Mais quelle aventure d'aborder un anévrysme de la communicante antérieure par voie antérieure sous-frontale, avec la première difficulté liée à la taille du sinus frontal, puis la résection du pôle frontal pour se donner un peu de jour et pour tout éclairage, soit le scialytique, soit un médiocre miroir frontal alimenté par une ampoule comparable à celle des lampes de poche : champ exigu, pas de lumière froide, pas de microscope et pour exclure la lésion, soit les petits clips en argent destinés à l'hémostase de la dure-mère ou des petits vaisseaux cérébraux, soit la ligature au fil de soie - passé sous le collet grâce à un passe-fil quelquefois agressif - et les nœuds serrés grâce à des pinces plates tenues à bout de doigts, sur un collet encore turgescent en l'absence de toute hypotension artérielle per-opératoire. Les risques étaient tels que des chirurgiens préconisaient et réalisaient dans certaines localisations anévrysmales, non pas des abords directs mais des "ligatures à distance" du tronc artériel porteur, les plus typiques étant les ligatures de la carotide interne au cou pour des localisations sur la terminaison carotidienne. Nous reviendrons ultérieurement sur l'aventure de la chirurgie anévrysmale. D'autres malformations vasculaires cérébrales, les anévrysmes artério-veineux ou angiomes faisaient également l'objet d'indications opératoires à condition que leur volume et leur localisation soient jugés opérables.

c) Des *traumatismes craniocérébraux ou craniofaciaux* ouverts ou fermés pour lesquels, en l'absence de chirurgie maxillo-faciale, le neurochirurgien "redressait" le massif facial supérieur en fonction de ses connaissances. Il préférait opérer le classique, mais assez rare, hématome extradural dont le pronostic dépendait habituellement de la rapidité de la décompression cérébrale.

d) Des *hématomes sous-duraux chroniques* de l'adulte ou du nourrisson, souvent bilatéraux. L'évacuation du "sous-dural chronique de l'adulte" représentait l'intervention de choix réservée au neurochirurgien débutant : facile au plan technique, elle donnait des résultats spectaculaires au prix d'un drainage de la cavité pendant 48 heures. Les hématomes sous-duraux du nourrisson posaient des problèmes techniques et post-opératoires autrement délicats qui furent réglés à moindre risque quelques années plus tard, grâce aux ponctions transcutanées évacuatrices et répétitives.

e) Une indication bien curieuse : *l'arachnoïdite opto-chiasmatique*, parfaite illustration de la méconnaissance de la physiologie et de la physiopathologie de la circulation et de la résorption du liquide céphalo-rachidien et aussi démonstration de la médiocrité des explorations paracliniques de cette époque.

f) La *chirurgie "fonctionnelle"* occupait une assez large place dans le traitement de certaines douleurs à la suite des publications de Leriche :

- Elle comportait des actes mineurs tels qu'une infiltration du ganglion stellaire dans certaines pathologies du membre supérieur, ainsi que les alcoolisations des branches terminales du trijumeau dans les névralgies faciales. Bernard Montrieul s'était fait le champion de ces méthodes sans complications iatrogènes évidentes et avec quelques bons résultats immédiats. Mais la chirurgie de la douleur comportait aussi des interventions majeures à ciel ouvert, apportant certes un indiscutable soulagement à des douleurs intolérables, voire même suicidaires, au prix cependant de séquelles sévères mais acceptées en raison de l'intensité des souffrances. Il s'agissait d'une part de l'opération de Frazier ou neurotomie rétro-gassérienne dans les névralgies faciales typiques en l'absence de tout traitement efficace. Les patients ou beaucoup plus souvent les patientes du 3e âge, arrivaient à la consultation le visage et la tête recouverts d'un fichu d'étoffe douce, la main appliquée au point de la douleur, avares de parole tant l'ouverture de la bouche risquait de déclencher la crise si redoutée, le regard angoissé, implorant, et l'état général altéré en raison des difficultés extrêmes d'alimentation. Elles quittaient l'hôpital huit à dix jours plus tard, certes soulagées de leur douleur mais avec une anesthésie hémifaciale entraînant selon les sections nerveuses réalisées une chute de la commissure labiale avec écoulement incontrôlé de salive et/ou une lagophtalmie imposant au minimum le port de lunettes à bas volets et le plus souvent une tarsorraphie définitive.

- D'autre part, les cordotomies dorsales, voire cervicales ou sous-bulbaires, dont l'indication principale, au moins pour les cordotomies dorsales, concernait les douleurs intolérables des envahissements cancéreux du petit bassin ou de la région ano-rectale. La section médullaire intéressait bien le cordon antéro-latéral de la moelle repéré entre le ligament dentelé et l'origine de la racine antérieure mais son étendue et sa profondeur étaient laissées à la main de l'opérateur par l'intermédiaire de la pointe très effilée d'un bistouri à lame fine. Inutile de préciser que le moment de vérité se situait au premier examen clinique de la sensibilité cutanée et de la motricité de l'opéré dès son réveil pour savoir si l'on avait assez coupé ou non ; un petit déficit moteur associé était même le garant d'un bon résultat. Le patient était soulagé au prix d'une anesthésie sous-lésionnelle étendue dont l'étude était une véritable démonstration d'anatomo-physiologie pour les plus jeunes. Les exceptionnelles cordotomies bilatérales s'accompagnaient presque toujours de troubles sphinctériens.

Ces exemples de chirurgie de la douleur des années 50 amènent tout de même ceux qui ont vécu cette époque à deux remarques importantes :

- On mesure mieux, avec le recul, les progrès réalisés en quelques années dans le traitement de ces douleurs intolérables, gravatives, suicidaires ; progrès non seulement dans l'efficacité mais également grâce à des méthodes beaucoup moins agressives et exemptes ou presque d'effets secondaires ou de séquelles.

- La seconde remarque pour rappeler, malgré les sévères critiques adressées au corps médical, que les thérapeutes, chercheurs, médecins et chirurgiens se sont intéressés depuis bien longtemps à ce problème crucial de la douleur, en dehors de toute considération philosophique ou religieuse et que la plupart d'entre eux ont essayé avec conscience et compassion de soulager la souffrance mais avec des moyens limités et souvent agressifs.

g) Il n'existait aucun traitement satisfaisant des *hydrocéphalies* : les différents procédés ou "bricolages" chirurgicaux se heurtant tous à des échecs et à des complications majeures. Il a fallu attendre Holter pour disposer de la première valve. L'une des hantises du neurochirurgien était de recevoir un appel du service de pédiatrie ou plus souvent du service d'obstétrique à l'occasion d'une naissance d'hydrocéphale ou de "spina bifida"...

h) La *psychochirurgie* eût également son "heure de gloire" en l'absence de thérapeutiques médicamenteuses réellement efficaces, en particulier dans les syndromes obsessionnels majeurs. Sans nier l'intérêt des discussions concernant le bien-fondé de la chirurgie dans ces indications, nous nous attacherons plutôt à faire revivre la psychochirurgie à Clermont dans les années 50.

Avant l'arrivée de Pierre Janny et Bernard Montrieul, la lobotomie était pratiquée à Clermont, non pas à l'Hôtel-Dieu mais dans la petite salle d'opération du grand centre psychiatrique privé Sainte-Marie. Marcel David, chef du service de neurochirurgie de la Pitié à Paris venait régulièrement à Clermont pour réaliser plusieurs interventions dans la journée et reprenait le train le soir, confiant les suites opératoires aux bons soins des psychiatres et des infirmières des services de soins comme me l'a rapporté Mireille Delchet, alors surveillante à Sainte-Marie. Plus tard, B. Montrieul a secondé M. David puis lui a succédé et j'ai pu, à mon tour, aider B. Montrieul dans cette même salle d'opération où j'étais fasciné par un énorme scialytique à multiples miroirs, réfléchissant la lumière, mais qui n'éclairait guère mieux le champ opératoire que les antiques scialytiques de l'Hôtel-Dieu.

i) La *chirurgie du rachis et de la moelle* comportait des indications nobles, les compressions médullaires tumorales, et d'autres sous forme de laminectomies sans véritable intérêt neurologique voire très souvent "aggravantes" au plan rachidien dans les traumatismes vertébromédullaires.

La chirurgie de la hernie discale lombaire s'est développée à la suite de la première exérèse de cette lésion par D. Petit-

Dutaillis en 1932, suite à l'introduction de la myélographie lipiodolée par Sicard et Forestier (1921) ; mais cette myélographie, non exempte de complications chroniques, renseignait mal sur l'existence ou non d'une hernie discale et j'ai le souvenir à mes débuts d'aide opératoire, d'indications posées sur la clinique et les radios lombaires standard avec un pourcentage d'erreur négligeable. Il a fallu attendre les premiers produits hydrosolubles, en l'occurrence le Méthiodal® et ses risques, pour disposer d'une exploration neuroradiologique fiable en matière de hernie discale.

j) Les débuts de la *stéréotaxie* puis des stimulations se réfèrent en particulier à Jean Talairach aidé de Gabor Szikla à l'hôpital Sainte-Anne, Gérard Guiot à Foch, Jacques de Rougemont à Grenoble, Claude Gros à Montpellier, Pierre Janny à Clermont-Ferrand.

## L'origine de la neurochirurgie clermontoise

Dans les années 50, deux jeunes internes se formaient à la neurochirurgie, l'un à Strasbourg, l'autre à Paris.

*Bernard Montrieul* (1919-1976), cet Auvergnat puisque du Mont-Dore, né à Paris, a entrepris ses études de médecine à Clermont où la faculté de Strasbourg s'était repliée au cours de la deuxième guerre mondiale. Et c'est ainsi qu'après la libération il a suivi le retour de la faculté à Strasbourg, où il accomplit son internat dans le service du Professeur Weiss.

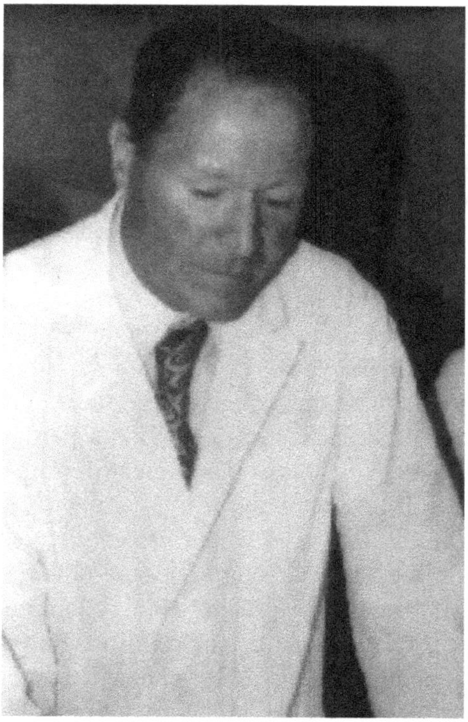

Cliché 2 (coll. pers.) - Le Professeur Bernard Montrieul lors d'une réunion (cf. page 94)

C'est là qu'il a découvert et appris la neurochirurgie avec le Docteur Jean Philippidès. Il avait pour condisciple d'internat Adrien Dany qui fondera le service de neurochirurgie du CHU de Limoges. Quelque peu isolé en Alsace, malgré des attaches familiales, Bernard Montrieul gardait la nostalgie du pays, et c'est tout naturellement qu'il décida de tenter l'aventure à Clermont. Chirurgien naturellement doué, cet Auvergnat au caractère à la fois affable et secret, courtois et cultivé, était également un sportif accompli, amateur de ski, de tennis et de voile.

*Pierre Janny* (1921-1993) a accompli ses études de médecine à Paris. C'est en qualité d'externe des hôpitaux dans le service de Clovis Vincent qu'il découvrit la neurochirurgie. Après un brillant concours d'internat, il fréquenta différents services dont celui de Daniel Petit-Dutaillis, mais surtout celui de Jean Guillaume, un des quatre premiers neurochirurgiens des hôpitaux de Paris nommés sur titre, qui lui imprima une marque indélébile, sans toutefois pouvoir lui garantir un poste à Paris.

Bernard Pommé, avec beaucoup de clairvoyance devant l'ébauche de développement des spécialités, souhaitait vivement que la neurochirurgie s'implante à Clermont. Il s'en ouvrit à son correspondant parisien J. Guillaume qui lui proposa son élève P. Janny, lequel accepta cet exil provincial non sans quelque nostalgie, voire même une certaine déception encore perceptible dans ses propos bien des années plus tard.

Cet homme intelligent, passionné de sciences et d'astronomie, aux idées claires parfaitement exprimées, capable d'analyse critique rigoureuse et de synthèse, résumant en une phrase courte et simple un problème complexe, était néanmoins de caractère assez difficile : ses colères, en particulier en salle d'opération, étaient célèbres et déroutaient parfois les élèves les plus intéressés par la discipline.

Il avait de l'ambition et n'hésitait pas à se frayer les chemins indispensables. Ce n'est pas sans réticence qu'il devait accepter de voir ses collaborateurs prendre une certaine "ampleur" au chapitre du recrutement des patients. Enfin, ayant dû apprendre, comme il le rappelait lui-même, le geste chirurgical pas à pas, il tentait toujours de s'octroyer les interventions les plus nobles. Son goût pour la recherche scientifique se manifestera tout au long de sa carrière avec une ténacité particulière pour l'hypertension intracrânienne et la physiologie ainsi que la physiopathologie du liquide céphalo-rachidien, objets de ses premiers travaux à l'occasion de sa thèse inaugurale en 1950 sur la mesure et l'enregistrement de la pression intracrânienne ; ces préoccupations deviendront le thème central de ses recherches ultérieures qu'il fera partager à nombre de ses élèves et collaborateurs.

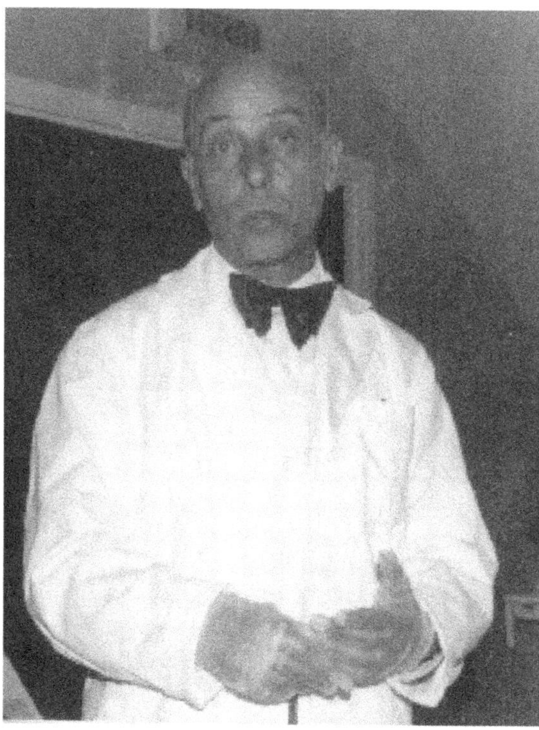

Cliché 3 (coll. pers.) - Le Professeur Pierre Janny au cours d'une démonstration pratique

Les deux jeunes neurochirurgiens, sans s'être concertés et totalement étrangers l'un à l'autre, arrivèrent à peu près à la même époque à Clermont-Ferrand, fin 1952-début 1953 : Bernard Montrieul à temps complet alors que Pierre Janny partageait encore son activité entre Paris et Clermont.

## Découverte et approche des hôpitaux et cliniques de Clermont par les deux neurochirurgiens –

Après avoir brièvement évoqué une partie de l'état des lieux en 1950, il convient d'étudier plus précisément le fonctionnement de l'hôpital et de certaines cliniques pour mieux appréhender l'implantation de la neurochirurgie entre 1953 et 1960, alors qu'au plan universitaire, l'École de Médecine deviendra Faculté en 1956 et que l'ordonnance Debré instituant le temps plein hospitalo-universitaire sera promulguée en 1958.

**1) L'activité hospitalière se répartissait entre trois établissements très cloisonnés :**

a) *L'Hôpital Sabourin,* ancien sanatorium, situé sur les contreforts des côtes de Chanturgue au nord de Clermont, vivant en autonomie et réservé à la pneumologie, d'abord médicale avec pour Directeur le Professeur Luton assisté du Docteur Renard, puis bientôt complétée par la chirurgie thoracique sous la houlette du Professeur Jacquemet.

b) *L'Hôpital Général,* sur l'emplacement duquel a été récemment édifiée la Cité Judiciaire, occupait une position à la fois importante et ambiguë : en effet, dans des bâtiments vétustes, encastrés dans un quartier du Vieux Clermont, il détenait l'organisme décisionnel puisqu'il abritait la Direction Générale des Hôpitaux, alors que son activité médicale n'avait qu'une portée très limitée : la majeure partie des services était réservée à l'hospice ou à la gériatrie. Il n'y avait dans l'établissement aucun moyen d'investigation complémentaire : pas d'antenne radiologique, aucun laboratoire biochimique, hématologique ou bactériologique. Il n'y avait pas non plus d'activité chirurgicale, pas même un local pour réaliser une suture d'urgence ou un plâtre. La salle de garde de l'internat n'était pourvue ni de téléphone (un garçon de salle venait nous chercher la nuit pour les urgences des services), ni même de WC modernes : seul trônait derrière un rideau, un seau hygiénique.

Le seul service "de pointe" était celui de neuropsychiatrie dont le Professeur B. Pommé avait pris la direction au départ du docteur Quiquandon. Le Patron comprit très vite l'intérêt de l'électroencéphalographie en plein essor et il confia à son élève Jean Gibert l'organisation et la direction d'un laboratoire moderne d'EEG qui ouvrit en 1954 dans deux petites salles au premier étage du service entre la salle Bertrand et "l'annexe" de la Polyclinique. L'activité d'EEG se développa très rapidement et participa largement à la montée en charge de la neurochirurgie, car il n'y avait aucune réticence à pratiquer cet examen non invasif, atraumatique, rapide et suffisamment précis entre les mains de techniciens bien rodés : nombre d'hématomes sous-duraux chroniques de l'adulte ont pu être opérés sans autre examen que l'EEG, en particulier sans artériographie. Nous aurons l'occasion de revenir sur ce sujet.

c) C'est à *l'Hôtel-Dieu,* ouvert en 1773, situé sur le Plateau Central du Vieux Clermont, que se localisait le "noyau

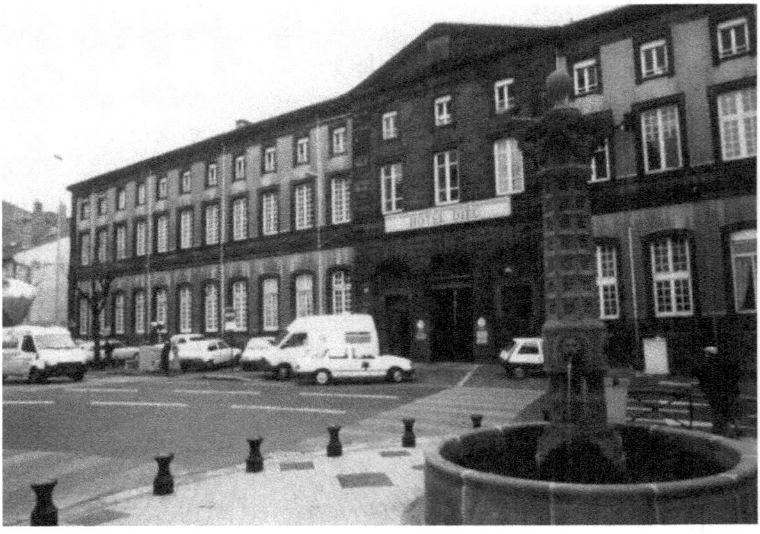

Cliché 4 (coll. pers.) - L'Hôtel-Dieu – Entrée principale, boulevard Léon Malfreyt
Porche et vue partielle de la façade

dur" de l'activité médicale et plus particulièrement la chirurgie : trois services étaient dévolus à la chirurgie adulte, dirigés respectivement par les Professeurs Bureau (puis son successeur le Professeur Barrier), Germain et Paturet. Pierre Janny sera affecté chez le Professeur Germain (Salles Duprat et Saint-Louis puis Traumato A et B) alors que Bernard Montrieul travaillera chez le Professeur Barrier (Salle Bousquet-Fleury) et plus accessoirement chez le Professeur Paturet (Salle Nélaton-Breschet).[7]

**2) Les cliniques :**

L'ordonnance créant le CHU et le temps plein hospitalo-universitaire n'avait pas encore été promulguée, si bien que les chirurgiens des hôpitaux, chefs de service ou adjoints ou assistants partageaient leurs activités entre l'hôpital public où ils opéraient mais ne consultaient pratiquement pas, leur cabinet de consultation en ville, et les cliniques où ils hospitalisaient la plupart des patients ; certaines de ces cliniques vont jouer un rôle primordial pour les deux neurochirurgiens.

a) *La Polyclinique Philippe Marcombes,* du nom du maire de Clermont qui l'a initiée, voisine de l'Hôtel-Dieu, et qui sera transformée quelques années plus tard en service de gynécologie obstétrique, bénéficiait alors du statut de clinique ouverte ; à ce titre, elle a reçu pendant plusieurs années des malades neurochirurgicaux, ce qui a valu quelques anecdotes célèbres que m'a confiées mon ami le docteur Guy Durand, alors interne des Hôpitaux et aide attitré de Pierre Janny. Un matin d'hiver, ils sont entrés en salle d'opération pour, me semble-t-il, une hypophysectomie, vers huit heures alors que le jour se levait à peine et n'en sont sortis qu'en fin d'après-midi à la nuit tombée. Dans la matinée le Professeur Georges Paturet, qui avait ses quartiers à la Polyclinique et poussait volontiers, en costume civil et chapeauté, des incursions exploratrices jusqu'à la salle d'opération, demanda à l'infirmière après avoir jeté un œil : *"qui opère ?"*, et devant la réponse *"le Docteur Janny"*, il se retira marquant d'un hochement de tête un certain

---

[7] Pour plus de précisions sur l'Hôpital Général et l'Hôtel-Dieu, le lecteur pourra utilement se reporter à l'ouvrage très complet de Jean Belin, *op.cit.*

respect pour la chirurgie cérébrale. Revenu en début d'après-midi, il posa la même question devant la salle d'opération occupée à cette heure inhabituelle et devant la même réponse : *"c'est le Docteur Janny depuis ce matin"*, il eut cette remarque : *"Eh bien tu sais, cette chirurgie, elle n'est pas au point"*, d'autant plus savoureuse que G. Paturet, anatomiste de renom était un opérateur d'une extraordinaire rapidité. Un autre jour, notre même chirurgien, Professeur d'anatomie, passait dans les mêmes conditions, au même lieu, et de la porte de la salle d'opération il apostropha Pierre Janny : *"Alors mon vieux Janny qu'est-ce que vous faites ?"*. *"Eh bien, Monsieur, j'opère une tumeur de la fosse postérieure"*. Et Georges Paturet de conclure doctement : *"Ah, vous êtes dans la cisterna magna ! Je vous admire et je vous plains"*.

b) *La Clinique Saint-Joseph,* petite clinique médico-chirurgicale du Vieux Clermont, tenue par la Congrégation du Bon Pasteur, recevait quelques patients neurochirurgicaux de Bernard Montrieul qui a pu y réaliser des interventions longues et difficiles en particulier des exérèses de méningiomes et même un certain jour, un hématome extradural dont je garde un souvenir assez précis : j'étais externe chez Monsieur Pommé et bien sûr, j'ignorais tout de la chirurgie du cerveau, lorsque B. Montrieul nous a apporté dans le service, soigneusement pliés dans des compresses - et à titre de démonstration -, les caillots de l'hématome extradural qu'il venait de traiter. Accessoirement, nous l'avons vu, B. Montrieul pratiquait la psychochirurgie à l'Hôpital Sainte-Marie à la suite de Marcel David.

c) *La Clinique des Neuf Soleils,* implantée à Clermont Sud par l'entreprise Michelin au titre de ses œuvres sociales, recevait des patients de médecine et de chirurgie générale, et acceptait aussi quelques rares malades relevant de la neurochirurgie, mais la maison déjà largement occupée ne recherchait pas un recrutement supplémentaire.

d) *La Clinique Fontmaure*

Devant les difficultés à disposer de lits dans les cliniques chirurgicales très sollicitées et organisées en fonction de situations chirurgicales solidement établies, et devant la dispersion géographique des cliniques privées, les neurochirurgiens tentèrent une percée en direction de la Clinique Fontmaure, située à Chamalières, sur les premiers contreforts orientaux de la Chaîne des Puys. Cet ancien pensionnat de jeunes filles, appartenant à la Congrégation du Bon Pasteur, avait été reconverti en Clinique à vocation résolument médicale[8]. Dirigé par Mère Henriette, secondée par Sœur Marie-Mechthilde, l'établissement vivait pratiquement en autarcie.

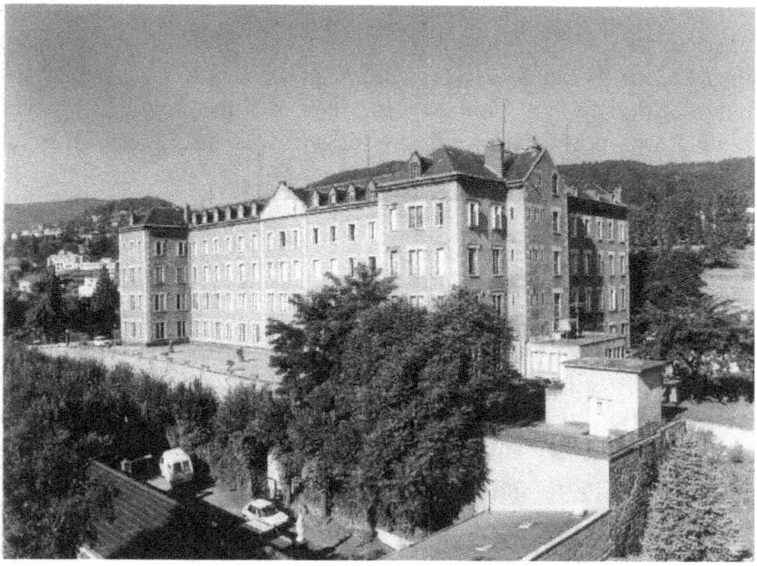

Cliché 5 (coll. pers.) - La Clinique Fontmaure à Chamalières
(intégrée au CHU en 1971)
et sa terrasse dominant les ateliers vus de la Maison de Retraite "Les Savarounes"

* La ferme, dont les terrains s'étendaient en déclivité jusqu'à l'actuelle route à quatre voies, englobant donc le CES Teilhard de Chardin, disposait de quelques vaches et d'un vieux cheval "Pompon", dont s'occupaient des fermiers. En passant la visite dans les chambres donnant sur les près, il était habituel que le chirurgien cherchant le meilleur éclairage pour lire les clichés radio, les plaque contre les vitres de la fenêtre et pendant ses moments de réflexion, son regard se portait naturellement sur le pré où il voyait paître les vaches. À la ferme étaient annexés

[8] *cf.* Historique de Fontmaure - "La Montagne" du 10/09/2000.

deux immenses potagers, de la vigne qui donnait prétexte à une belle fête annuelle des vendanges, des arbres fruitiers ainsi que le "jardin anglais", toujours parfaitement entretenu.

* L'atelier, haut lieu de la technologie de la maison, pouvait assurer l'entretien complet des bâtiments et des services (bois, métal, plomberie, chauffage, électricité, etc.). Dirigé avec intelligence et dévouement par un professionnel de génie, Jean-Baptiste Bruel, cet "atelier" pouvait indistinctement répondre en permanence à toute urgence (y compris aux urgences matérielles du bloc opératoire) ou assurer de gros travaux à long terme. Jean-Baptiste et son équipe procédèrent à de multiples avancées technologiques dans la Maison : l'une de ses premières réalisations neuroradiologiques fut, je crois, la fabrication d'un support de cassettes radio pour artériographie qui permettait la réalisation d'une sériographie de profil de trois clichés mais seulement un cliché de face. Jean-Baptiste connaissait tout des appareils médicaux et chirurgicaux qu'il démontait pour les mieux connaître, réparait à l'occasion et remontait avec soin. Le microscope, pas plus que les scialytiques, les trépans électriques ou les appareils d'électrocoagulation n'avaient de secret pour lui. Combien de fois, calme géant aux doigts d'or, est-il venu nous dépanner en salle d'opération de jour comme de nuit. En tous cas, sa participation à l'implantation et au développement neurochirurgical de Fontmaure fut de première importance.

* La blanchisserie aux mains de Marie-Louise, épouse de Jean-Baptiste, assurait non seulement le lavage et l'entretien de tout le linge, y compris chirurgical (le non tissé n'existait pas et l'on réalisait des reprises aux blouses et aux champs opératoires), mais elle nous confectionnait également des blouses sur mesure.

* La cuisine, dirigée par Monsieur Elie Féminier, fournissait des repas appréciés de tous. Fontmaure était réputée pour sa bonne chère.

* La chapelle, dont la tribune deviendra quelques années plus tard un lieu de stockage de matériel de recherche scientifique, était dotée d'un aumônier à demeure.

* Une chambre mortuaire et dans une pièce attenante sera transféré ultérieurement le microscope originel qui servira à l'apprentissage de la microchirurgie.

* Enfin d'immenses caves que je connaissais moins, mais dont l'intérêt architectural est indiscutable.

* Pour compléter le dispositif, deux postes administratifs, celui de la Supérieure Mère Henriette et celui de Sœur Marie-Mechtilde qui gérait l'intendance et les finances, enfin le bureau des entrées avec un petit standard téléphonique où Maryse a accompli trente-six ans de carrière.

Au plan médical, Fontmaure recevait essentiellement des malades psychiatriques, hospitalisés aux 1er et 3e étages, sous la responsabilité du docteur Jalenques, bientôt secondé par R. Planche. Le recrutement du 2e étage comportait, d'une part des patients médicaux, adultes ou enfants traités par quelques consultants internistes ou pédiatres de ville, d'autre part des patients chirurgicaux venant soit de l'extérieur, soit de la maison et confiés au docteur Rougier. Confinée à l'extrémité Sud de l'aile Est du 2e étage, une petite salle d'opération comportait un équipement minimum de chirurgie générale et se trouvait en quelque sorte "protégée", non par un "sas" classique mais par une petite pièce-couloir aux multiples fonctions. En effet, chaque mur ou angle de cette pièce disposait d'une finalité : appareil de stérilisation type Poupinel, jouxtant le lavabo pour lavage chirurgical des mains, bureau secrétariat devant la fenêtre, embryon de Pharmacie d'étage en face du lavabo, porte d'accès à la salle d'opération et enfin porte d'accès au petit bureau d'une jeune infirmière, Renée Charbonnier, responsable de l'étage et qui recevait là les différents médecins consultants venant donner leurs prescriptions ou rédiger leurs feuilles d'honoraires. C'est dire que cette pièce était en fait un lieu de passage incontournable et ô combien fréquenté par des personnes, parfois en blouse, surtout en civil, et toujours au plus près de la porte battante de la salle d'opération !!! Nous aurons l'occasion de revenir sur ce dispositif et ses fonctions. Au rez-de-chaussée, encadrée par de modestes services administratifs et la salle à manger des sœurs, était installée une salle de radiologie standard destinée aux examens très simples de l'époque et dans laquelle officiaient les docteurs Marre et Presle.

C'est dans ce contexte que par la volonté de deux jeunes neurochirurgiens et de Renée Charbonnier va germer l'embryon de la neurochirurgie auvergnate.

## Les premiers concours

Bernard Montrieul et Pierre Janny ont été nommés, après concours, Assistants des Hôpitaux à la date du 01/07/1956.

Dès lors leur activité se partagea entre un temps partiel hospitalier le matin et l'activité libérale en clinique l'après-midi. Cependant cette quasi-officialisation de la discipline ne s'est aucunement accompagnée, pendant des années, de moyens en personnel, en locaux et en gros matériel. Le neurochirurgien devait, à l'hôpital, tout faire tout seul : prendre ses rendez-vous de consultations et d'examens complémentaires, quémander des lits d'hospitalisation, rédiger les observations des patients, réaliser tous les examens neuroradiologiques, opérer les malades et assurer les suites, écrire à la main les comptes rendus opératoires et les suites et les adresser, également manuscrits aux médecins traitants, assurer les urgences, heureusement peu nombreuses à l'époque, dispenser quelques cours, poursuivre un minimum de recherches et préparer les publications indispensables pour garder le contact avec "la maison mère" et envisager les concours ultérieurs.

C'est en 1955 que j'ai découvert la neurochirurgie grâce au Docteur Gibert, mon futur beau-frère, très introduit auprès de Pierre Janny qu'il avait aidé à ses débuts et avec lequel il collaborait étroitement par le truchement de l'EEG. J'ai donc commencé la carrière comme 2^e^ aide puis 1^er^ aide opératoire en chirurgie, mais c'est en 1956 que j'ai eu la chance de découvrir la neurochirurgie hospitalière à l'Hôtel-Dieu à l'occasion d'un stage d'externe en chirurgie dans le service de mon Maître, le Professeur Henri Germain, nouvellement installé dans les locaux neufs de Traumato A et Leriche A qui remplaçaient heureusement les anciennes salles communes Saint-Louis et

Duprat. Jean Belin et Bernard Belaigues donnent dans leur ouvrage une description imagée des locaux et de la vie hospitalière au cours des années qui ont précédé les rénovations réalisées entre 1947 et 1956[9].

Deux jeunes spécialistes, complètement esseulés fréquentaient régulièrement le service de Monsieur Germain : l'urologue J. Neveu et le neurochirurgien P. Janny. Le Patron m'affecta comme externe des spécialités, ce qui ne manqua pas de m'attirer bien des difficultés car lorsque j'assistais l'un d'eux à la visite ou au bloc, inévitablement l'autre arrivait et me sommait de le rejoindre pour sa propre activité. La bonne volonté s'avérait inopérante pour régler ce délicat problème, mais le goût que j'avais acquis pour la neurologie avec mon Maître B. Pommé me fit "glisser en douceur" vers la neurochirurgie. Je n'ai pratiquement pas côtoyé Bernard Montrieul au cours de ce stage, car il était affecté dans le service "concurrent" du Professeur Barrier.

---

[9] Jean Belin et Bernard Belaigues - *L'Hôtel-Dieu de Clermont-Ferrand – Son histoire, ses médecins* – Ed. SI, Clermont-Ferrand - 1 vol. 350 pages, 1995.

## La mise en route

La période de mise en route fut longue et difficile. La neurochirurgie, discipline jeune, peu connue, considérée par certains comme expérimentale, prétendait se hausser au rang d'une spécialité à part entière. Certes les neurochirurgiens apportaient des éléments nouveaux très intéressants : un savoir-faire indiscutable et original, servi par une instrumentation spécifique, une rigueur clinique et opératoire sans défaut, la patience, la minutie, le respect des tissus et organes, des moyens dont s'inspirèrent ensuite les chirurgiens : blouses et champs opératoires de grandes dimensions très recouvrants, doublés de tissu imperméable, bottes opératoires ou sur-chaussures[10], instruments longs et fins, tablette à instruments,

[10] Le vêtement opératoire, taille unique, du chirurgien "généraliste" hospitalier était plutôt rudimentaire : casaque blanche, courte, à bavette incorporée, fermée dans le dos par 2 ou 3 liens lâches noués par l'infirmière. Pour les chirurgiens de petite taille, la casaque descendait au tiers inférieur de la cuisse, mais pour les plus grands, elle s'arrêtait à la racine de la cuisse. Si bien que, comme ils opéraient sans instrumentiste, le bord inférieur de la casaque, en contact avec le pantalon, flirtait allègrement avec le champ de la table à instruments disposée dans leur dos ou en 3/4 arrière. De plus les vestiaires de bloc n'existaient pas. Le chirurgien pendait sa veste à une patère, en prenant soin de mettre son portefeuille dans la poche revolver du pantalon et il passait au lavage des mains en tenue de ville : chemise à manches retournées jusqu'au coude, pantalon et chaussures de ville qui avaient subi les aléas du macadam. Georges Paturet, toujours pratique et peut-être pour gagner du temps faisait même transformer ses manches longues de chemises : elles étaient coupées au-dessus du coude et la partie inférieure, servant en quelque sorte de manchette, était reliée au bras de la chemise par trois boutons et boutonnières. Quand il arrivait dans son service pour opérer, il posait la veste et tendait les bras pour que deux personnes (souvent une infirmière et l'interne) lui enlèvent les manchettes et qu'il puisse ainsi sans tarder se laver les mains.

électrocoagulation[11] et aspiration opératoire, meilleur éclairage. Enfin, ils avaient recours à une instrumentiste, personnage-clé du bon déroulement de l'acte opératoire.

Mais si dans les cliniques, les neurochirurgiens bénéficiaient d'une certaine écoute et d'une relative liberté de décision, il n'en allait pas de même à l'Hôtel-Dieu où ils étaient totalement dépendants du fonctionnement des grands services de chirurgie générale, du service central de radiologie et des possibilités anesthésiques. À ce propos, les anesthésistes étaient très peu nombreux, aucun d'entre eux n'était formé à la discipline et ils ne disposaient d'aucun moyen de réanimation ; pas de locaux, pas de matériel. Le premier et le seul respirateur de type Engström avait été annexé au service de pédiatrie Hacquart pour le traitement des formes respiratoires de poliomyélite.

Nous reviendrons plus longuement sur ces problèmes dans le chapitre consacré à l'anesthésie.

---

[11] Il s'agissait des appareils d'électrocoagulation qui servaient également de bistouri électrique. La coagulation bipolaire ne sera introduite que beaucoup plus tard.

## Les examens complémentaires

**1) Les examens radiologiques et neuroradiologiques :**

Les examens radiologiques, tous réalisés dans le service de radiologie de l'Hôtel-Dieu dirigé par le Docteur Nebout assisté du Docteur P. Merle, se subdivisaient en deux catégories bien distinctes :

a) *Les examens radio et tomographiques standard,* tirés pêle-mêle au milieu des clichés pulmonaires et autres explorations digestives, urologiques, etc. Heureusement, le Dr Merle qui par ailleurs ne pratiquait aucune neuroradiologie mais se passionnait pour l'exploration du crâne et du rachis, nous apportait des renseignements précieux en prenant son temps pour obtenir des incidences inhabituelles, mais démonstratives.

b) *Les examens neuroradiologiques*

Le neurochirurgien réalisait lui-même les examens mais auparavant il devait obtenir un rendez-vous auprès de la secrétaire du service de radiologie, Madame Vezon, avec laquelle il ne manquait pas d'avoir des discussions sans fin car il désorganisait ses programmes (en particulier la véritable "montagne" de transits digestifs de tous ordres). La secrétaire devait dégager une salle suffisamment équipée pour un temps indéterminé, ce qui bousculait notablement un train-train établi une fois pour toutes et parfaitement réglé. La centralisation radiologique d'alors n'était pas préparée aux bouleversements imposés par le développement des spécialités. Pour l'histoire, une description de ces examens, bien qu'un peu longue et fastidieuse nous semble indispensable, d'autant que certains ont été rayés de l'arsenal grâce aux moyens modernes d'exploration et d'autres tellement modifiés qu'ils ne sont plus reconnaissables.

* *L'angiographie cérébrale ou artériographie*, que l'on doit à Egas Moniz (1931), a révolutionné l'exploration cérébrale non seulement dans la pratique quotidienne mais aussi dans l'esprit des neurologues et des neurochirurgiens. Le matériel stocké dans le service d'hospitalisation était transporté à la radio en même temps que le patient, par une infirmière qui devait servir l'examen à condition qu'elle puisse se libérer suffisamment longtemps ; sinon une élève infirmière était préposée et, en son absence, le neurochirurgien et son externe poussaient le chariot et se "débrouillaient" seuls.

L'examen, uniquement carotidien, se pratiquait toujours sous anesthésie locale, sans autre préparation médicamenteuse (sauf pour les enfants qui subissaient une anesthésie générale), mais de façon différente selon l'École.

Pierre Janny à ses débuts, dénudait chirurgicalement la carotide et la ponctionnait à la vue grâce à une aiguille munie d'un mandrin ; le succès de la ponction n'était pas assuré, car l'artère une fois séparée de ses fixations anatomiques roulait à qui mieux mieux, se dérobant au biseau de l'aiguille ; devant le risque et les difficultés, il utilisera rapidement la ponction transcutanée au trocart monté sur une seringue à demi remplie de sérum dans lequel remontait le flux artériel, témoin d'une ponction correcte et l'on pouvait alors replacer le mandrin du trocart. Bien entendu, les cathéters à ponction vasculaire n'existaient pas.

Bernard Montrieul utilisait lui un trocart sans mandrin monté sur un tube de caoutchouc, stérilisé par ébullition. Il réalisait une ponction artérielle transcutanée, mais en l'absence de mandrin, il devait en permanence tout au long de l'examen, injecter à la seringue de petites quantités de sérum afin d'éviter la coagulation dans le matériel. Il disposait donc d'un temps limité pour l'examen, ce qui l'obligeait à prendre les clichés face-profil "dans la foulée" puis à retirer le matériel de ponction avant le développement, en espérant que les images seraient correctes, ou bien pendant le développement, continuer le lavage des tubulures et attendre que le manipulateur lui apporte les clichés montés sur une barrette à pince dégoulinant de l'eau du bac de lavage.

Les incidents "de parcours" n'étaient pas l'exception : hématomes péri-vasculaires, trocart quittant l'artère prématurément sur défaut de cathétérisme et surtout mouvements intempestifs du patient qui, bien que prévenu qu'il sentirait une chaleur dans la tête et le visage lorsque l'opérateur déclencherait la sériographie de trois clichés en criant "feu" à trois reprises, s'agitait tant et si bien que, même en immobilisant son menton, les clichés risquaient d'être flous et le trocart de quitter l'artère. Les examens réussis du premier coup n'étaient pas les plus nombreux ; c'est dire que le temps d'occupation de la salle pour une artériographie ne pouvait être évalué avec une quelconque précision. Il n'existait, bien sûr, aucune protection anti-rayons X ni pour l'opérateur ni pour le manipulateur qui tirait les cassettes et qui avaient tous deux au moins les mains dans le champ d'irradiation. À Fontmaure, en l'absence de "porte-cassette" moderne, on ne pouvait réaliser qu'un seul cliché de face, mais heureusement( !) trois de profil.

Les indications de l'artériographie de l'époque sont encore d'actualité, mais bien entendu elles se sont multipliées et affinées et ce qui n'était qu'un examen complémentaire est devenu, maintenant, une méthode thérapeutique efficace sous le nom de neuroradiologie interventionnelle.

* *La ventriculographie gazeuse* (V°) inventée par Dandy en 1918, fut le premier examen neuroradiologique et l'exploration de choix unique et incontestée jusqu'à l'introduction des méthodes angiographiques, mais certains comme Guillaume, hésitaient beaucoup à délaisser la V° pour l'exploration vasculaire. Le lieu d'élection de la trépano-ponction ventriculaire était différent pour les deux jeunes neurochirurgiens clermontois. Bernard Montrieul réalisait l'abord des deux cornes occipitales sur un malade en position assise et Pierre Janny abordait le plus souvent une corne frontale (celle du côté de la néoformation pour éviter, lors de la soustraction liquidienne, d'exposer le malade à un risque d'engagement ou à l'aggravation brutale d'un engagement existant). Il abordait parfois les deux cornes frontales si l'aiguille à ponction n'atteignait pas la corne frontale homolatérale trop déplacée ou déformée par la poussée tumorale. Initialement, on tentait de remplir d'air (prélevé à la

seringue à travers une flamme pour éviter l'introduction de germes dans les ventricules) l'ensemble des cavités ventriculaires avec des risques majeurs, au cours de l'examen, d'une aggravation brutale de l'état du patient impliquant une intervention d'extrême urgence mais avec des renseignements radiologiques souvent très insuffisants pour localiser précisément le processus "occupant".

* Aussi à la ventriculographie totale, substitua-t-on la *ventriculographie fractionnée* avec injection d'une simple "bulle d'air" que l'on faisait circuler dans le système ventriculaire en modifiant la position de la tête du patient pour la prise de clichés sous différentes incidences ; moins brutale la méthode n'était toutefois pas exempte de risques. La ventriculographie ne fournissait le plus souvent que des images indirectes du processus expansif et c'est l'analyse de la forme, de l'importance et de la direction du déplacement qui permettait de définir approximativement la localisation tumorale ; les images directes de la tumeur (amputation d'un segment ventriculaire, au mieux moulage par le produit de contraste d'une lésion ventriculaire) n'étaient pas les plus fréquentes.

* Vint enfin *l'iodoventriculographie* qui comportait un double contraste gazeux et iodé, mais sa pratique ne devint courante qu'avec l'introduction des produits de contraste iodés hydrosolubles.

La ventriculographie, compte tenu de ses risques, n'était donc programmée qu'en préopératoire immédiat. J'ai longtemps été chargé de pratiquer le "trou de ventriculo" la veille de l'intervention avec une technique parfaitement rodée : après rasage de la moitié antérieure du cuir chevelu, nous tracions les repères sur la peau de façon que l'incision se situe d'une part à 2 centimètres à droite ou à gauche de la ligne médiane, d'autre part juste en arrière de l'implantation des cheveux pour des raisons esthétiques. L'intervention pratiquée sous anesthésie locale comportait un temps désagréable : le forage au trépan à main de Cl. Vincent[12] de l'orifice osseux ; l'opérateur prévenait

---

[12] Une variante du trépan à main était le trépan à couronne dans lequel la fraise qui laissait un orifice osseux simplement recouvert du plan cutané était remplacée par une couronne qui permettait de découper une "rondelle

le patient qu'il allait entendre du "bruit dans sa tête" mais sans douleur. Puis la dure-mère était perforée d'une pointe de bistouri après électrocoagulation. Il était pratique de suturer la peau par quatre points, l'orifice ostéo-dural se trouvant situé entre les deux points médians.

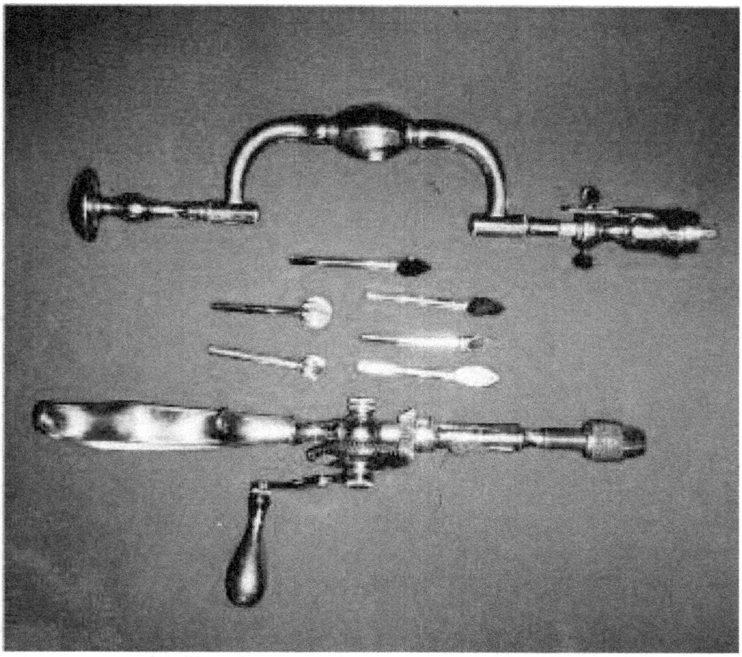

Cliché 6 (coll. pers.) – Instrumentation (originelle) de trépanation
En bas : trépan à main, type Cl. Vincent, avec porte-fraises
Au-dessus : différents modèles de fraises
En haut : vilebrequin à main et trépan-couronne ("tréphine")

La trépano-ponction ventriculaire, au début simple voie d'abord pour une exploration cérébrale, est devenue au fil du temps, moyen thérapeutique : injection intraventriculaire d'antibiotiques spécifiques dans les méningo-encéphalites tuberculeuses ou autres, et surtout drainage ventriculaire contrôlé (DVC) destiné à améliorer pendant quelques heures, voire quelques jours, l'état des patients porteurs d'hydrocéphalie

---

osseuse" d'épaisseur réglable, rondelle que l'on replaçait dans l'orifice de trépanation pour le combler en fin d'intervention.

obstructive sous très forte pression en rapport avec des lésions expansives de la fosse postérieure bloquant l'écoulement du liquide céphalo-rachidien. Nous y reviendrons.

Les patients n'appréciaient guère la ventriculographie, étape pourtant indispensable du diagnostic de localisation dans nombre de processus "occupants" intracrâniens. souvent d'ailleurs, pour affiner les renseignements préopératoires, de localisation, de volume, de rapports anatomiques et éventuellement de nature, le neurochirurgien dressait, grâce à des calques superposant les différentes images d'artériographie et de ventriculographie, une véritable cartographie tumorale (voire anévrysmale ou angiomateuse) : c'était déjà l'ébauche de la reconstruction en 2 ou 3D avant la lettre, c'est-à-dire bien avant le scanner, l'IRM et l'ère des ordinateurs.

Chez le petit enfant, à fontanelle encore perméable, une variante de la trépano-ponction, consistait en la ponction trans-fontanellaire qui permettait soit d'atteindre le ventricule et d'injecter les contrastes nécessaires à l'exploration du système ventriculaire, soit d'évacuer des collections sous-durales, les fameux hématomes sous-duraux du nourrisson qui faisaient alors l'objet d'exérèse large des membranes avec tous les aléas de la chirurgie et qui guérissent maintenant par ponctions itératives sans le recours à l'intervention.

* *L'encéphalographie gazeuse* (E°) pratiquée par voie de ponction lombaire ou sous-occipitale (moins souvent utilisée en raison des pertes de connaissance trop fréquentes qu'entraînait cet abord au voisinage du 4$^{e}$ ventricule et du bulbe), sa contre-indication majeure concernait l'existence de signes d'hypertension intracrânienne cliniques et/ou ophtalmologiques ce qui, à l'époque, créait l'obligation d'un examen du fond d'œil, préalable à toute ponction lombaire... L'encéphalographie était essentiellement indiquée dans les investigations des processus dégénératifs, voire malformatifs, de l'encéphale et la méthode a été étendue à l'exploration de la moelle sous forme de myélographie gazeuse qui eut son heure de gloire... et ses déboires. Pour l'exploration encéphalique, l'opérateur injectait des quantités d'air différentes, selon qu'il souhaitait obtenir une encéphalographie totale ou fractionnée. Dans le premier cas, on laissait s'écouler progressivement le

liquide céphalo-rachidien par l'aiguille de ponction pour le remplacer au fur et à mesure par des quantités d'air correspondantes, le patient étant en position assise, tête semi-fléchie, de façon que l'air franchisse le défilé péri-médullaire puis le système ventriculaire et cisternal, en vérifiant par un cliché de profil (les amplificateurs de brillance n'existaient pas encore) le bon déroulement de l'examen ; l'encéphalographie gazeuse fractionnée consistait à injecter une bulle d'air sans soustraction liquidienne, puis à la faire circuler dans le système ventriculaire, en infligeant à la tête des positions peu orthodoxes. Un craniographe tournant et basculant a même été installé à Fontmaure quelques années plus tard pour ce type d'examen. Quelles manœuvres ne fallait-il pas exécuter ou faire exécuter au malade et quels échecs ne fallait-il pas déplorer ! En cours d'internat, j'étais habilité à réaliser seul certains de ces examens et un jour j'étais chargé d'une encéphalographie "banale" pour un patient du service de neurologie de l'Hôpital Général suspecté de processus dégénératif. Le patient, transporté selon l'habitude sur le siège passager de la camionnette tube "tous usages", s'est présenté à la radio de l'Hôtel-Dieu en costume de ville (ou de village) coiffé d'un chapeau à larges bords épousant un crâne de très fort volume qui évoquait à l'évidence une "vieille hydrocéphalie chronique". L'infirmière l'a partiellement déshabillé en lui laissant toutefois le pantalon simplement dégrafé et abaissé pour dégager le site de la ponction lombaire qui a été réalisée sans difficulté, malade assis au bord de la table de radio, jambes pendantes selon la coutume. J'ai injecté progressivement une quantité d'air impressionnante (plus de 250 ml) m'étonnant de la facilité d'injection et de l'extrême tolérance du patient, qui, tout de même, au bout d'un grand moment a estimé que cet examen était bien long ; il a donc entrepris de remonter son pantalon, je n'ai eu que le temps de retirer l'aiguille avant qu'elle ne se torde, l'homme était debout, il s'est rhabillé, chapeauté et a quitté la salle de radio sans que nous ayons pu le retenir mais également avant que tout cliché n'ait été tiré. Il est remonté dans la camionnette qui l'a ramené dans son service sans difficulté ni complication ! Quelle peur rétrospective pour l'opérateur, mais les collègues du service de neurologie, ne mesurant aucunement les risques, étaient fort marris de n'avoir pas de diagnostic.

** La myélographie lipiodolée*

L'exploration médullo-radiculaire, contrastée au lipiodol (produit iodé huileux opaque aux rayons X), imaginée par Sicard, était réalisée soit par voie sous-occipitale, soit par voie lombaire et permettait le diagnostic de compressions médullaires voire même des premières hernies discales lombaires, encore que les indications opératoires pour hernie discale étaient volontiers posées sur une clinique sans faille et des radiographies standard et cela pour deux raisons complémentaires l'une de l'autre : l'insuffisance ou la médiocrité des renseignements et les possibles complications chroniques douloureuses dues à la persistance du produit de contraste dans le fond du sac dural. De meilleures informations ont été fournies par la fameuse "mayonnaise" ou émulsion de lipiodol mélangé à du LCR dans la seringue, mais la véritable exploration neuroradiologique des hernies discales n'a vraiment débuté qu'avec l'introduction des moyens de contraste iodés hydrosolubles, donc résorbables, dont le chef de file, le Méthiodal® - qui a d'ailleurs donné son nom à l'exploration - n'était pas sans risque et impliquait, à la suite de l'examen, de laisser les patients assis plusieurs heures, jusqu'à résorption du produit qui ne devait en aucun cas se répandre au contact des structures encéphaliques.

**2) Les autres examens :**

À côté des examens neuroradiologiques, d'autres explorations tenaient une place importante pour le neurologue et le neurochirurgien :

a) En premier lieu *la ponction lombaire* (PL).

Il peut sembler superflu d'évoquer le plus ancien et le plus simple des moyens d'exploration du système nerveux, si banal que certains le classent au chapitre de l'examen clinique plutôt qu'au rang des examens complémentaires. Néanmoins, il convient de rappeler que la PL ne jouissait pas auprès du public ou des patients, d'une meilleure image que la trop fameuse "opération du trépan". "Subir" la ponction lombaire s'accompagnait volontiers d'un fâcheux pronostic qui trouvait d'ailleurs quelques fondements dans les faits. Et d'abord les PL n'étaient que rarement pratiquées dans de bonnes conditions : matériels défectueux, trocarts de gros calibre à biseaux mal aiguisés, malades en position assise, stressés, qui perdaient parfois connaissance au cours des tentatives de ponction sans anesthésie locale, maladresse ou méconnaissance d'opérateurs aux connaissances limitées en la matière et à la pratique très insuffisante. Une fois sur deux les tentatives se soldaient pas l'humiliante "ponction blanche" qui aurait même fait dire, en matière d'excuse à son Patron, par un expérimentateur malheureux : *"Monsieur je n'ai pas pu obtenir de liquide, il s'agit chez ce patient d'une moelle sèche"* (!). Si l'examen du liquide céphalo-rachidien (LCR) permettait un diagnostic, celui-ci ne débouchait pas forcément sur un traitement efficace : avant l'ère de l'antibiothérapie, on mourait de méningite à méningocoques et plus encore des redoutables et combien fréquentes méningites tuberculeuses. De plus, combien "d'accidents de ponction", c'est-à-dire d'hémorragies dues à la ponction, faussaient complètement la fiabilité de l'examen, mais parmi ces "incidents de ponction", il y avait aussi d'authentiques hémorragies méningées résultant de la rupture de malformations vasculaires qui restaient méconnues en l'absence de connaissances cliniques précises et d'angiographies. L'étiologie souvent évoquée devant ces hémorragies méningées, n'était autre que la syphilis et devant une PL hémorragique, le médecin, s'il ne trouvait pas de signes patents de syphilis évolutive ou de stigmates d'atteinte plus ancienne, cherchait toujours à "réactiver" une "vieille vérole" par les classiques injections IV de dérivés mercuriels.

Pour mémoire, il convient aussi de citer les gravissimes mais heureusement rares complications d'engagement cérébral au cours ou au décours de PL pratiquées à tort faute d'avoir reconnu l'existence d'un syndrome d'hypertension intracrânienne d'origine tumorale. En fait, ce sont les neurologues et les neurochirurgiens qui ont codifié les règles modernes de l'usage de la PL : absence de signes d'hypertension intracrânienne, objectif défini de l'examen, qualité du matériel, malade rassuré en décubitus latéral, anesthésie locale, perfection des repères anatomiques, perception manuelle de la pénétration du sac dural par le trocart, épreuves manométriques, drainages lombaires continus, implantation de pompe, injection de contraste à des fins d'exploration, etc. Avant cette ère de la PL "neurologique", seuls quelques chirurgiens adroits pratiquaient volontiers des rachianesthésies, évitant des anesthésies générales médiocres, pour le traitement chirurgical de certaines affections essentiellement du petit bassin ou des membres inférieurs.

b) *L'électroencéphalographie* (EEG)

Nous avons précédemment indiqué que c'est en 1954 que le docteur Jean Gibert a ouvert le laboratoire d'EEG dans le service de son Maître Bernard Pommé. Situé au 1er étage du service Bertrand du Vieil Hôpital Général, maintenant démoli et remplacé par la Cité judiciaire, le laboratoire d'EEG comportait deux pièces exiguës : un bureau pour le chef de laboratoire et un local technique servant à la fois de lieu de préparation du patient et de salle d'enregistrement. L'insuffisance de locaux et leur difficulté d'accès pour les patients couchés, n'ont heureusement jamais nui à la rapidité et à la qualité des examens grâce à la compétence et au dévouement d'un personnel pourtant restreint : un chef de labo et deux techniciennes. Seule difficulté, le laboratoire d'EEG géographiquement séparé des services actifs de l'Hôtel-Dieu ne disposait que d'un appareil fixe à l'Hôpital Général ce qui obligeait à des transports fréquents et parfois quelque peu risqués de malades en état grave par le seul "moyen du bord", c'est-à-dire la fameuse camionnette "tube" qui n'avait rien d'une ambulance et à laquelle étaient assignées de multiples tâches, en particulier le transport de certaines marchandises d'un établissement à l'autre.

L'EEG devint très vite l'examen atraumatique de choix pour la recherche d'une étiologie dans toutes les pathologies neurologiques cérébrales. Si en matière de processus tumoraux les localisations anatomiques n'atteignaient pas la précision stéréotaxique, néanmoins peu de diagnostics échappaient à un examen bien conduit. De nombreux hématomes sous-duraux chroniques (HSD) ont même été opérés sur les données de l'EEG sans avoir recours à l'angiographie. Cette remarque m'évoque une anecdote précise, vécue au cours de l'internat. Les deux neurochirurgiens avaient dû s'absenter 24 heures pour participer à la réunion, capitale pour eux, de la Société de Neurochirurgie de Langue Française à Paris et Jean Gibert m'a appelé car il venait de diagnostiquer un HSD à opérer d'urgence. J'ai donc contacté le remplaçant de P. Janny, en l'occurrence le docteur G. Bourdeix, chirurgien généraliste, qui m'a fait part de ses doutes sur sa compétence en la matière. Il est néanmoins venu très vite à l'Hôtel-Dieu non sans avoir pris deux précautions : la première d'apporter son gros traité de technique chirurgicale, la seconde d'avoir appelé à la rescousse son fidèle collaborateur R. Chanal. J'avais heureusement quelque expérience du "sous-dural" et après avoir discuté tous les trois - à livre ouvert - du choix de la voie d'abord et de la technique, G. Bourdeix est intervenu, je l'ai aidé et R. Chanal nous "conseillait". Première difficulté : l'hémostase de la tranche cutanée que les chirurgiens réalisaient au catgut sur pince hémostatique, alors que nous utilisions l'électrocoagulation. J'ai compris en tant que jeune interne, qu'un opérateur, pourtant habile et expérimenté, n'était pas très à l'aise dans un domaine et avec une instrumentation inhabituels. Vaille que vaille, la trépanation a été réalisée sans dommage, mais la seconde difficulté a été l'hémostase préventive puis l'ouverture de la dure-mère et enfin le lavage et le drainage de la cavité, le chirurgien n'osant pas trop injecter dans les drains les fortes quantités de sérum indispensable au "rinçage" soigneux du fond de cette énorme cavité au contact du cerveau. Après 1 heure et demie ou 2 heures de peine, mais aussi de naïve satisfaction du travail bien fait, le malade est sorti du coma, et, à la surprise, certes peu apparente mais bien réelle de Pierre Janny, il a guéri dans des délais normaux.

Jeunes externes et internes de Bernard Pommé, nous avions un accès très facile au laboratoire d'EEG et c'est là que non seulement j'ai fait mon premier apprentissage du diagnostic neurochirurgical, mais j'ai connu et rapidement apprécié, en compagnie de mon collègue et ami A. Labadie, le docteur J. Gibert auquel d'autres liens beaucoup plus étroits m'uniront plus tard. Le développement de l'EEG a été très rapide et bientôt ont été mis en service des appareils portables évitant des déplacements pénibles, voire dangereux, à des patients fragiles. Pendant de nombreuses années, l'EEG a représenté l'exploration de choix du cerveau, non seulement à l'étape diagnostique mais également dans le repérage opératoire par corticographie et surtout dans le suivi à long terme des patients.

c) *L'examen ophtalmologique* (OPH)

Localisé à l'Hôtel-Dieu entre la communauté des religieuses et les combles, le service d'ophtalmologie, dirigé par le Professeur Rouher successeur du docteur Delorme, avait une indiscutable orientation neuro-ophtalmologique due pour une part au penchant du Patron pour la neurologie, d'autre part à l'amitié qui l'unissait à Pierre Janny.

Monsieur Rouher, accompagné de son assistante zélée et compétente le Docteur Cantat, se déplaçait volontiers au lit du malade, voire en salle d'opération pour la confrontation anatomo-clinique, et inversement lorsque nous recevions un compte-rendu manuscrit d'examen posant quelque problème, nous montions voir Monsieur Rouher et des discussions passionnées et passionnantes se déroulaient au mépris des horaires. Une fois, cependant, le processus, pourtant bien rodé, a failli se dérégler : un patient atteint d'un syndrome expansif d'allure hypophysaire a été adressé, avec lettre explicative, pour bilan complet, à la consultation d'ophtalmo où il a échappé au Patron car un externe trop entreprenant l'a dérouté ; après avoir examiné son acuité visuelle, l'externe l'a renvoyé avec une prescription de verres correcteurs (!). Lorsque Pierre Janny, bien connu pour ses accès de colère aussi soudains que dévastateurs, a pris connaissance de ce résultat, il a fait irruption dans le calme service d'ophtalmologie où il a semé panique et terreur à la recherche du coupable jusqu'au moment où, rencontrant Monsieur Rouher, il a fait part de ses doléances et s'est subitement calmé, "un ange passe...".

Monsieur Rouher examinait également les patients à Fontmaure et il n'hésitait pas là aussi à venir en salle d'opération à l'occasion d'interventions pour tumeurs intraorbitaires ou de la région optochiasmatique, y compris lors d'explorations pour les classiques arachnoïdites qui n'étaient autres que des citernes gorgées de LCR. Combien de diagnostics ignorés de l'époque ont fait leurs preuves plus tard avec l'apparition de la neuroradiologie moderne.

d) *L'examen oto-rhino-laryngologique* (ORL)

Le service d'ORL de l'Hôtel-Dieu, dirigé par le Professeur Thomas, ne manquait ni de saveur ni de folklore tant par la vétusté des locaux que par l'ambiance qui y régnait. Le Docteur Thomas, passionné d'art et particulièrement de peinture, affichait une dextérité et une audace chirurgicales assez remarquables ; à Fontmaure les examens ORL étaient l'apanage de l'équipe Thevenet-Couderc dont l'humeur ne connaissait que le beau fixe.

Si nous avions moins souvent recours à l'ORL qu'à l'ophtalmo, par contre nous pratiquions assez fréquemment des interventions à deux équipes qui ne manquaient pas de sel. Au cours d'une matinée à l'Hôtel-Dieu, on demande d'urgence un neurochirurgien en ORL. Interne désigné pour ce genre de besogne, je prends au passage à la stérilisation une boite d'instruments et j'entre en salle d'opération ORL dans le décor suivant : dans un angle de la salle un chirurgien enlevait une paire d'amygdales à un enfant "groggy" sur les genoux de Charles, l'incontournable "garçon d'ORL", véritable plaque tournante du service ; dans un autre angle un spécialiste pratiquait une endoscopie trachéale sur malade éveillé ; enfin sur la table d'opération centrale, le Docteur Thomas procédait à l'exérèse d'une tumeur osseuse de la région para-nasale. Il avait entrepris l'intervention en bordant son site opératoire de quatre petits champs tétra, mais l'extension de la tumeur vers le haut l'avait conduit à étendre son abord dans la région frontale non préparée à cet effet. Notre intervention était jugée nécessaire en raison d'une plaie de la dure-mère survenue au cours des manœuvres opératoires. Dans cet immense chantier opératoire, quelques cheveux baignaient délicatement dans le LCR et quand on sait les précautions d'asepsie qui étaient les nôtres, j'étais, dans ma naïve et brève expérience, quelque peu effaré. J'ai suturé la plaie durale, quitté les lieux et... le patient a guéri sans la moindre complication infectieuse. Une autre fois à Fontmaure, P. Janny traitait une lésion ayant nécessité la résection de la paroi postérieure du sinus frontal qu'il convenait de drainer par voie nasale. Il fait appel à L. Thevenet pour assurer le passage du drain dans le canal nasofrontal difficile à repérer. Chacun des chirurgiens, l'un par voie haute endocrânienne, l'autre par voie basse endo-nasale, cherchait à découvrir le fameux canal éclairé par leurs lampes frontales respectives. Et L. Thevenet de s'exclamer : *"Ah ! je vois votre lumière"* et sans plus tarder d'introduire une longue pince en direction de la clarté en même temps que P. Janny introduisait un index à la recherche de l'orifice. On devine aisément ce qu'il advint. On entendit brusquement un cri de douleur et un hurlement de P. Janny *"Thevenet, mon vieux, vous êtes fou, vous me pincez le doigt"*... Le canal nasofrontal était enfin repéré et "drainable".

## Les blocs opératoires

Le terme convient mal aux modestes salles d'opération des débuts. Chacun des services chirurgicaux de l'Hôtel-Dieu comportait au mieux deux pièces réservées aux actes opératoires : l'une, "la grande salle", équipée pour la chirurgie générale, était destinée aux interventions aseptiques, mais on y pratiquait aussi bien une gastrectomie ou une hémicolectomie qu'une ostéosynthèse de fracture ou... une exérèse de tumeur cérébrale ; l'autre, plus petite, était réservée à la "petite chirurgie" (sutures, curetages, incisions d'abcès, etc.), aux endoscopies peu nombreuses et à la confection des plâtres.

Le matériel chirurgical était entreposé à la stérilisation centrale où les panseuses le sélectionnaient à la demande et le transportaient dans de grandes panières d'osier. Il n'existait, bien sûr, aucune salle pour les préparations anesthésiques ou les réveils, l'opéré étant ramené directement dans son lit, bien souvent en salle commune.

À l'Hôtel-Dieu, Bernard Montrieul opérait essentiellement à Bousquet dans le service du Professeur Bureau puis de son successeur le Professeur Barrier sous l'autorité et l'œil scrutateur et avisé des surveillantes successives : d'abord Sœur Eugénie, figure étonnante et emblématique dont la "carrière" mériterait un long chapitre dans l'histoire de notre vieil Hôtel-Dieu, puis Mademoiselle Darmet, respectueuse de l'autorité et de la hiérarchie et entièrement dévouée au Patron ; accessoirement B. Montrieul exerçait également à Nélaton dans le service de Georges Paturet, futur Doyen.

Pierre Janny, affecté chez le Professeur Germain, opérait, lui, dans la vieille salle Duprat où l'antique table d'opération à commande à pédale avait parfois bien du mal à monter ou descendre. C'est ainsi qu'une jeune stagiaire infirmière reçut au cours d'une intervention l'ordre de Pierre Janny : *"Montez la table, Mademoiselle"*. Elle n'y arriva point, la table, soit sous le poids du malade, soit en raison d'un défaut mécanique, refusait obstinément d'obéir et P. Janny eut cette réflexion que n'a pas oubliée, malgré le temps, celle qui est devenue mon épouse : *"Mademoiselle, qu'est-ce que vous faites ici, je n'ai pas besoin de libellule en salle d'opération !"*, et c'est l'anesthésiste, le docteur Aillot qui est venu à son aide.

La situation opératoire s'est améliorée lorsqu'ont été installés les blocs Traumato et Leriche où, sous la direction des surveillantes Mademoiselle Bardin (Madame Frétiere), puis Madame Pesce, la neurochirurgie a, peu à peu, trouvé son autonomie.

À Fontmaure, la première salle d'opération était située, comme nous l'avons déjà indiqué, à l'extrémité Sud de l'aile Est, enfermée entre la chambre et le petit bureau de la surveillante Renée Charbonnier et une sorte de pièce sas-bureau dont les différentes fonctions ont déjà fait l'objet d'une description qui mérite un complément. Dans cette pièce, véritable centre névralgique et tour de contrôle des médecins consultants se trouvait un secrétariat, occupé successivement par Claude Dibet, Nicole Constant, Antoinette Toucheboeuf, Evelyne Bonniol et où transitaient donc, non seulement les chirurgiens qui procédaient à leur lavage chirurgical des mains mais tous les consultants médecins qui rédigeaient leurs prescriptions et leurs feuilles d'honoraires : les Professeurs ou Docteurs Cuvelier, Villemin-Clog, Maury, Menut, Mouly, Millien, Dumas, Boy, Gras, Bogros, Terrasse, Bernard-Griffith, Rougier, Gibert, Rouher, Cantat, etc., j'en oublie ; certains, pressés, passaient très vite, d'autres ouvraient la porte battante de la salle d'opération pour saluer les collègues, d'autres enfin, privilégiés, étaient invités à partager le classique thé de cinq heures dans le bureau de la surveillante. Cette cérémonie, souvent présidée par le Doyen Cuvelier qui tenait là un véritable conseil, est devenue une véritable institution perturbant largement le déroulement des grosses interventions du soir qui prenaient de ce fait un retard considérable. Les plus grands noms de la Neurologie Française de l'époque ont fréquenté ces lieux mythiques : les

Professeurs Paul Castaigne, Raymond Garcin, François Lhermitte et plus souvent Théophile Alajouanine qui passait l'été dans sa propriété de l'Allier et venait, conduit par l'un des neurochirurgiens, en tant que consultant, examiner des patients difficiles ou à risques. J'ai eu la chance de l'accompagner au lit du malade où il m'avait appris qu'un signe d'hémiparésie discrète était le ballottement exagéré du pied.

Dans cette petite salle d'opération du 2$^{e}$ étage, devenue ultérieurement la salle des externes, ont été réalisées des interventions de haute technicité : tumeurs, anévrysmes au scialytique et sans microscope... avant qu'une salle moderne, ne soit réalisée au rez-de-chaussée près de la salle à manger de la communauté religieuse et dans laquelle, bien souvent les samedis après-midi, entre deux interventions ou au cours d'une pause opératoire, nous allions regarder à la télévision quelques séquences de match de rugby du tournoi des cinq Nations.

Que ce soit à l'Hôtel-Dieu ou à Fontmaure, le rituel opératoire était immuable : rasage complet du cuir chevelu dont Pierre Moury, dit Pierre, s'était fait le champion à Fontmaure (il cachait soigneusement ses rasoirs à main de coiffeur affûtés par ses soins de peur que "les femmes" ne les utilisent et n'abîment le fil du rasoir) ; venait ensuite le tracé, sur la peau, de la ligne d'incision au crayon dermographique puis la "locale". L'assistant que je fus pendant de nombreuses années, entreprenait alors l'intervention "jusqu'à la dure-mère", aidé par l'instrumentiste qui faisait déjà partie de l'équipe. Plusieurs instrumentistes se sont succédé bien avant la création de l'École d'Infirmières de Salle d'Opération. À l'Hôtel-Dieu, il s'agissait tout simplement au début de l'externe "volontaire-désigné", ou mieux d'une infirmière affectée au service et au bloc et tout naturellement je citerai Madame Pesce qui a dirigé le bloc Traumato pendant plusieurs années et a bien voulu accepter, en plus de ses activités, la responsabilité du poste de monitrice lorsque nous avons créé avec elle "l'École de panseuses" en 1973. À Fontmaure, au tout début, pour les interventions du soir, l'aide opératoire-instrumentiste était assurée par une infirmière en chirurgie des Hôpitaux qui venait en dehors de ses horaires de travail, puis lorsque le secrétariat médical devint une évidente nécessité, l'instrumentation fut assurée par la secrétaire-instrumentiste qui, comme nous, ne connaissait aucun horaire de fin de journée ou plutôt de début de nuit. L'une d'elles a particulièrement marqué cette époque : Jacqueline Quinty, entrée à Fontmaure à 18 ans, tout juste sortie du collège, mais particulièrement douée, qui a appris très vite l'art du champ opératoire, du maniement des instruments et de l'humour de bon goût ; nous avons fait carrière commune avec Jacqueline puisque, après lui avoir enseigné le lavage chirurgical des mains et la façon d'enfiler la blouse stérile, j'ai eu la chance de la garder comme secrétaire médicale et de CME jusqu'à ma cessation d'activité. À cette collaboratrice hors pair, vont mes plus vifs remerciements.

## L'anesthésie

Le terme de réanimation ne figure pas dans le titre pour la simple raison que la réanimation n'existait à cette époque ni dans les textes, ni dans la pratique quotidienne.

Dans la première moitié du siècle, la neurochirurgie crânio-encéphalique se pratiquait sous anesthésie locale et, pour mémoire, l'hémostase de la tranche cérébrale était réalisée, en l'absence d'électrocoagulation, au muscle de pigeon fraîchement sacrifié.

Dans les années 1950-55, l'anesthésiste, au moins pour ce qui concerne la chirurgie générale hospitalière, n'était autre que l'un des externes du service, voire un jeune interne, qui endormait le patient à l'éther distribué au masque d'Ombredanne, puis vint l'appareil d'anesthésie en circuit fermé, manié alors par un spécialiste. À la même époque débutèrent timidement les perfusions sous-cutanées, puis intra-tibiales chez les enfants en état de "toxicose", puis intraveineuses directes, grâce à des aiguilles montées sur des tubulures en caoutchouc, le tout stérilisé par ébullition et réutilisé jusqu'à usure. On était bien loin du matériel à usage unique !

Ultérieurement, furent introduits : le cathéter mis en place par voie de dénudation veineuse, puis l'intubation endotrachéale ou la trachéotomie et les respirateurs, lesquels, comme nous avons eu l'occasion de le dire, ont rendu de multiples services dans les formes respiratoires de poliomyélites (en remplacement des classiques "poumons d'acier") avant d'être généralisés dans les salles d'opération

Deux médecins implantèrent l'anesthésie neurochirurgicale à Clermont : Jean Aillot et Étienne Simon.

Jean Aillot, figure mythique du Vieil Hôtel-Dieu avec lequel il faisait corps... et âme. Clermontois de souche, né dans l'un des vieux quartiers de la cité dont il nous racontait l'histoire... et les histoires en salle d'opération, il a été le fondateur de l'anesthésie-réanimation moderne des Hôpitaux de Clermont.

Ces quelques lignes ne représenteront qu'une bien modeste approche de cet homme et de ce Médecin hors du commun, homme de cœur et de conviction, d'une immense culture, d'un humour inimitable, intelligent, humain, curieux de tout, sachant écouter et conseiller sans s'imposer, aimant s'amuser, bricoleur de génie (ses outils principaux toujours dans la poche kangourou de son tablier de travail, n'étaient-ils pas, une pince universelle, du fil ou de la ficelle et plus tard un bout de tubulure en matière plastique, un couteau, du sparadrap) ; armé de bon sens, de sûreté de jugement et d'un dévouement à toute épreuve, cet ascète désintéressé a pourtant fait preuve d'une trop grande modestie qui a probablement nui à la rapidité du développement de son École et de sa reconnaissance au plan national. Cet homme au parcours atypique, puisqu'il a commencé sa carrière comme ingénieur chimiste avant d'entreprendre des études de médecine, a marqué bien des générations d'anesthésistes et de chirurgiens qui lui gardent, à juste titre, une reconnaissance et une fidélité inébranlables. J. Aillot, qui très tôt s'est donc intéressé aux grandes détresses de l'époque, entre autres les "polio" et les toxicoses, a commencé à créer la réanimation "avant l'heure" dans les locaux du premier "Fleming", bâtiment en bois jouxtant le service de pédiatrie Hacquart. Quelle sécurité pour l'opérateur de travailler avec lui. Il était présent, attentif, veillant au moindre détail, prêt à parer à toute éventualité et n'oubliant jamais de manier aussi bien le latin, le grec, le chant grégorien, la prose d'Henri Pourrat, que l'humour : n'est-ce pas lui qui, à bâtons rompus, en salle d'opération, a dit à un chirurgien respectable et respecté mais quelque peu marri de n'avoir que des filles, qu'il devrait demander comment s'y prendre pour avoir un garçon, à un autre collègue, père lui-même d'une nombreuse descendance... de garçons. Faute de salle de réveil, ou de lits de soins post-opératoires, les patients étaient brancardés directement de leur lit en chambre ou en salle commune sans moyen de surveillance en dehors des visites de l'infirmière ou de la famille, voire de voisins de lit ; mais les énormes pansements enveloppant toute la tête, rapidement imbibés de sang ou de LCR filtrant par les drains, n'offraient pas un spectacle très réjouissant ni encourageant. J. Aillot surveillait ses malades jour et nuit au fil des services et on le rencontrait la nuit dans les couloirs aussi souvent que Sœur Claire, après qu'il eût somptueusement dîné d'un morceau de pain et de fromage dur. Quelques années plus tard, il a été secondé par le Docteur Éliane Planchon de retour au pays après un diplôme d'anesthésie réanimation obtenu à Paris où elle avait suivi avec conviction l'enseignement théorique et pratique des premiers réanimateurs, en particulier Huguenard. É. Planchon, au fil du temps, s'est consacrée à l'anesthésie-réanimation neurochirurgicale qu'elle exercera à plein temps jusqu'à cessation d'activité à Fontmaure où elle formera ses propres élèves avec énergie... et sourire.

Cependant, l'anesthésie neurochirurgicale vue à ses débuts à l'Hôtel-Dieu, par des yeux neufs et innocents, ne manque pas d'un certain sel. Un de mes vieux collègues d'Internat me confiait récemment ce que fût pour lui l'éphémère découverte de la spécialité et l'une des plus grandes angoisses de sa carrière. Jeune externe nommé au concours, il ne lui restait au choix de postes ainsi qu'à son suivant immédiat, que l'anesthésie, ce qui ne les passionnait guère. Après un bref apprentissage du maniement du matériel, ils se trouvèrent un matin en salle d'opération, "managés" par un médecin anesthésiste attaché, certes expérimenté, mais exerçant à temps partiel et sollicité ailleurs : il endormit le patient par voie veineuse, poursuivit avec l'appareil en circuit fermé type "Robert et Carrière" et confia aux deux externes la suite des opérations. Angoisse partagée car l'intervention était longue, et l'opérateur était P. Janny, bien connu pour ses accès d'humeur si le patient manifestait le moindre signe de réveil. Tout se passa bien, mais le "stress" fut tel que, le jour même, les deux jeunes compères s'en furent sans délai au bureau du directeur de l'Hôtel-Dieu, Monsieur His, pour lui demander avec insistance et fermeté d'autres postes d'externes, l'expérience de l'anesthésie neurochirurgicale n'étant pas concluante. C'est avec bonheur et soulagement qu'ils acceptèrent des affectations pourtant peu recherchées dans un service de gériatrie de l'Hôpital Général, habituellement dépourvu, et pour cause, d'internes et d'externes.

À Fontmaure, officiait le Docteur Étienne Simon, compagnon de toujours des neurochirurgiens. Admirateur et disciple de Henri Laborit, il a implanté la neuroanesthésie et la réanimation modernes à la Clinique Fontmaure, maniant avec beaucoup d'intelligence et d'efficacité les nouvelles drogues que la pharmacopée selon Laborit ajoutait à un rythme accéléré aux quelques vieux produits déjà existants. Malheureusement, É. Simon, malgré de gros efforts, n'exerçait pas à temps complet à Fontmaure. Comme la plupart des anesthésistes libéraux de l'époque, il se déplaçait dans plusieurs cliniques et il a dû s'entourer progressivement d'une équipe médico-infirmière pour le seconder. Néanmoins, il trouvait tout de même le temps de s'adonner à la recherche dans le laboratoire du Professeur Duchêne-Marullaz et d'assouvir sa passion pour la grande musique. D'humeur toujours égale, il s'entendait bien avec B. Montrieul et subissait parfois avec quelques réactions, les sarcasmes de P. Janny lorsqu'il était en retard. Heureusement, Renée Charbonnier arrondissait les angles. Son projet d'agrégation n'ayant pu être mené à bien, il quitta les Hôpitaux lors du rachat de Fontmaure par le CHR, après avoir fondé avec un petit groupe de chirurgiens, la Clinique de la Châtaigneraie à Beaumont.

À Fontmaure, le confort et les performances de l'anesthésie, tout comme celles de la chirurgie d'ailleurs, furent considérablement améliorées par la création, au rez-de-chaussée de l'établissement, d'une vaste salle d'opération dans laquelle les plus récents perfectionnements de la technique chirurgicale purent voir le jour : stéréotaxie première manière, chirurgie de la fosse postérieure en position assise, microscope opératoire, chirurgie anévrysmale sous hypothermie, etc. Opérer un anévrysme, avec la sécurité de l'époque, relevait de l'aventure. L'hypothermie, ou plutôt l'hibernation, du patient débutait plusieurs heures avant l'intervention : malade endormi, neuroplégié, couché dans une vaste baignoire en zinc remplie de glace pilée ; en saison hivernale, si la température extérieure était suffisamment basse, on ouvrait largement la ou les fenêtres de la salle d'opération (la climatisation n'existait pas alors) afin d'accélérer quelque peu la chute thermique du patient. L'équipe chirurgicale devait se vêtir assez chaudement pour travailler sans trop d'inconfort. Lorsque le processus d'hibernation se déroulait bien, les opérateurs avaient, au palper du cuir chevelu du patient, une sensation de froid cadavérique indiscutable. La dissection du sac anévrysmal se pratiquait, d'une part sous éclairage par scialytique, ou mieux, grâce à un miroir frontal non pas à lumière froide mais muni d'une petite ampoule électrique semblable à celles des feux arrière de bicyclette, et d'autre part à l'œil nu, faute d'application des premiers microscopes opératoires à la neurochirurgie. Inutile d'insister sur la fréquence des ruptures du sac, l'extrême difficulté de leur contrôle malgré l'hypothermie le plus souvent insuffisante pour entraîner une diminution convenable du flux artériel.

Il convient de préciser à nouveau, pour traduire toute la difficulté de cette chirurgie héroïque que l'exclusion du sac ne pouvait être réalisée que par des moyens de fortune : petits clips en argent destinés normalement à l'hémostase de vaisseaux cérébraux ou duraux de faible calibre (il arrivait qu'un clip pourtant bien placé n'écrase qu'incomplètement un collet de sac un peu large) ou ligature au fil de soie qu'il fallait passer autour du collet, le plus souvent à l'aveugle grâce à des passe-fils issus des dons de bricoleur du chirurgien et encore fallait-il réaliser et assurer les nœuds, non pas à la main, mais uniquement au moyen de longues pinces plates manipulées des deux mains à bouts de doigts. Aussi, devant ces difficultés et risques multiples, des chirurgiens préféraient-ils aux abords directs, dans certaines localisations lésionnelles, les ligatures artérielles carotidiennes à distance, relativement efficaces mais obligeant au sacrifice d'une carotide interne. Que de merveilleux progrès ont représenté, quelques années plus tard, d'abord le microscope, l'hypotension peropératoire et les clips modernes type Yasargil (thèse de Madame Claud en 1980, rapportant nos résultats à propos de 119 cas) puis, mieux encore, l'embolisation neuroradiologique. Enfin, si le spasme artériel en rapport avec la rupture artérielle était parfois repéré à l'artériographie, ses conséquences dramatiques étaient totalement ignorées, ce qui contribuait encore à l'extrême confusion de l'analyse des résultats. Mahmut Gazi Yasargil, l'indiscutable champion précurseur du traitement moderne des anévrysmes, niait sous forme de boutade l'existence du spasme en publiant ses premiers résultats, mais les travaux ultérieurs ont bien montré la gravité de cette complication sur laquelle nous reviendrons plus loin.

## Les infirmières et infirmiers

À l'Hôtel-Dieu, les infirmières (il n'y avait pratiquement pas d'infirmiers) se divisaient en deux groupes : les religieuses de Saint-Vincent-de-Paul qui travaillaient encore avec la grande cornette laquelle, si vous n'y preniez garde, risquait de vous érafler le visage, et les infirmières civiles toutes diplômées d'état, mais aucun personnel n'était spécialement affecté à la neurochirurgie (notre première surveillante fut en Traumato B Mademoiselle Tolla). Il fallait donc négocier en permanence aussi bien pour les lits d'hospitalisation que pour les rendez-vous opératoires ou radiologiques, en s'adressant au fil des connivences à celles et ceux qui se montraient le plus intéressés : les candidats n'étaient pas légion devant une discipline aussi exigeante, boulimique du temps et au pronostic réservé. La situation s'avérait plus favorable pour les urgences nocturnes car la petite équipe de nuit se trouvait unie auprès du seul patient sous la houlette de Sœur Claire. Un chapitre lui a été fort justement consacré par Jean Belin et Bernard Belaigues dans son Histoire de l'Hôtel-Dieu[13] :la description de la personne et de l'environnement est parfaite ; je n'y ajouterai qu'un détail très spécifique : Sœur Claire était, bien entendu, informée des interventions neurochirurgicales nocturnes et elle savait que cette chirurgie était grave, aussi, pendant l'intervention qui se prolongeait parfois plusieurs heures, elle ouvrait à demi la porte de la salle d'opération et tendait la cornette dans l'entrebâillement en approchant au mieux une oreille pour entendre plutôt que de voir. Si je chantais ou fredonnais, elle retournait, satisfaite, à ses occupations en

---

[13] Jean Belin et Bernard Belaigues - *L'Hôtel-Dieu de Clermont-Ferrand - op.cit.*, pp 214-215.

disant, selon ses propres aveux "ça va, il chante, il est content, tout se passera bien" ; si par contre, elle ne percevait que le silence lourd d'une atmosphère tendue, elle s'empressait d'appeler l'aumônier que je rencontrais alors à la sortie de la salle d'opération dans laquelle il venait exercer son ministère devant l'impuissance de la technique humaine : le bistouri et le goupillon... Combien de scènes poignantes, dramatiques, aux confins de l'humain et du surnaturel, ai-je ainsi vécues...

À Fontmaure, moins d'infirmières diplômées, essentiellement Renée Charbonnier qui portait encore si ce n'est le bonnet, du moins le voile d'infirmière, Sœur Monique, vêtue en service des longs vêtements de son ordre religieux, et la nuit Madame Boutin. Une partie du travail était assurée par des personnels non diplômés mais de grande expérience et surtout d'un dévouement à toute épreuve : l'archétype en est Antoinette, notre Toinon, personnage immense par sa disponibilité, son courage, son omniprésence, son adaptation intelligente à tout faire, sa mémoire fabuleuse et aussi sa faculté de savoir tout ce qui survenait ; nous avions grâce à elle, une source inépuisable de renseignements, rapportés avec beaucoup de finesse et d'humour. D'autres ont également marqué cette période : Madame Odette, violoncelliste à ses heures, Pierre dont nous avons déjà parlé, Denise, remarquable panseuse, pourtant non diplômée. On pourrait en citer bien d'autres qui ont œuvré humblement mais efficacement.

## Les grandes étapes

*1956* sera une année capitale, non seulement pour la neurochirurgie mais également pour la création du futur CHU auvergnat.

Cette année 1956 voit d'abord la transformation de l'École de Médecine en Faculté de Médecine et l'élection de son Doyen, le Professeur Georges Paturet. Cette création ouvre aux médecins, aux universitaires et aux chercheurs les premières perspectives de développement avec la mise en place de chaires d'enseignement et de laboratoires. Il devient impératif que l'intendance suive, c'est-à-dire que l'hôpital évolue et c'est dans cet esprit que, pour la première fois, la neurochirurgie est reconnue comme discipline à Clermont par la nomination de Pierre Janny et Bernard Montrieul au concours d'Assistant des Hôpitaux en date du 1/07/1956 et que par ailleurs seront entrepris, à côté de la construction de l'Hôpital SAINT-JACQUES, les grands travaux de rénovation de l'Hôtel-Dieu[14], lesquels, en 10 ans, bouleverseront, non seulement les services d'hospitalisation, mais aussi les salles d'opération qui préfigureront les blocs modernes, en particulier les blocs Traumato et Leriche, de 1955 à 1957. Ces blocs plus nombreux, plus vastes, d'accès et d'entretien plus faciles, vont permettre de faire face à une augmentation importante du nombre d'actes, d'ouvrir la chirurgie aux spécialités avec la possibilité de loger des matériels spécifiques plus ou moins encombrants et d'assurer une rotation assez satisfaisante des spécialités sans négliger la désinfection des locaux.

---

[14] Jean Belin et Bernard Belaigues - *L'Hôtel-Dieu de Clermont-Ferrand - op.cit.*, pp 168-186.

Les neurochirurgiens furent invités à dispenser quelques rares heures d'enseignement dans le cadre de la neurologie, mais surtout ils publiaient régulièrement des travaux scientifiques, soit dans la Revue Neurologique, seule instance nationale reconnue en matière de pathologie du système nerveux mais d'accès délicat et limité, soit devant la Société des Sciences Médicales de Clermont ou plutôt devant la Société Régionale de Neuro-Psychiatrie de Clermont avec publication dans les Annales de la dite Société. Ces publications locales contribuaient également à la reconnaissance des neurochirurgiens par la communauté médicale, au renouveau de laquelle ils apportaient une contribution tout en créant des liens et une émulation avec en retour la possibilité de s'intégrer et de se structurer.

*1958*

La promulgation en 1958 de l'Ordonnance Debré instituant le Temps Plein Hospitalo-Universitaire n'eut aucune conséquence pratique immédiate pour les neurochirurgiens clermontois, mais elle eut le mérite de leur ouvrir des horizons jusque-là inimaginables. L'éventualité de créer dans les hôpitaux une discipline, certes lourde, onéreuse, nécessitant d'importants investissements en personnel et en moyens, n'était plus un rêve ou une utopie mais pouvait s'envisager dans le cadre d'un temps complet, d'autant que le besoin de la population se dessinait, comme le montrait l'essaimage des neurochirurgiens sur l'ensemble du territoire.

La neurologie en tant que spécialité indépendante de la psychiatrie prenait son véritable essor hospitalier en 1959 avec la nomination au concours d'assistant hospitalier temps partiel de Michel Tournilhac.

Pierre Janny souffrit alors des premières manifestations d'une pathologie qu'il traînera ensuite comme un boulet mais à laquelle, il sut toujours faire face avec courage et discrétion. Bernard Montrieul prit en charge pendant plusieurs semaines l'ensemble des activités et cet accident de santé fut à l'origine de l'association, à la clinique Fontmaure, des deux neurochirurgiens.

C'est, me semble-t-il, vers 1958 que fut posée à Clermont la première valve de Holter chez un enfant atteint d'hydrocéphalie non tumorale. Jusqu'à cette date, si certaines des causes de l'hydrocéphalie avaient été décrites, la physiopathologie de bon nombre d'entre elles demeurait floue et il n'existait aucune méthode thérapeutique réelle, en dehors bien sûr, des dilatations ventriculaires par obstacle tumoral extirpable chirurgicalement. Cette chirurgie se heurtait d'ailleurs, avant l'ère des drainages ventriculaires préopératoires, à des complications per ou post-opératoires par hémorragies dites *a vacuo* dont le diagnostic n'était pas évident et le pronostic incertain. Que ce soient les multiples formes de drainage sous-cutané voire pleural, l'ouverture de la lame sus-optique, l'opération de Torkildsen, shuntant astucieusement l'obstacle, ou encore les opérations de Matson proposant de drainer le LCR ventriculaire dans un uretère après néphrectomie unilatérale, opération grevée d'une lourde mortalité par déshydratation et troubles électrolytiques majeurs, toutes ces méthodes n'étaient que des palliatifs temporaires et imparfaits. L'invention par Holter de la première dérivation ventriculo-atriale par valve, fut une extraordinaire révolution dans le traitement des hydrocéphalies puis d'autres pathologies intéressant le LCR. Ces valves, bien simples, d'un seul modèle, fonctionnaient apparemment de façon durable, oh ! merveille... Leurs dysfonctionnements et autres complications ne furent connus que plus tard, mais alors que de soucis qui faisaient dire en matière de boutade à Rougerie, l'un des pionniers de la neurochirurgie infantile : *"ah ! si seulement il n'y avait pas les valves !"*... J'ai donc aidé Pierre Janny à poser la première valve à un petit enfant, mais nous n'avions aucune expérience et, pour seul guide, la notice d'utilisation rédigée en américain. Après de longues discussions et manipulations opératoires, l'intervention fut menée à bien et le résultat immédiat, parfait. Mais au fil des jours les signes d'hypertension intracrânienne réapparurent avec ce fameux "cri hydrencéphalique" bien connu dans les méningites tuberculeuses et notre petit patient mourut devant notre impuissance. La vérification anatomique démontra aisément la cause de la panne mortelle : le cathéter inférieur unissant la valve au cœur par l'intermédiaire d'une veine du cou, avait disparu, si bien que le montage ainsi débranché n'était plus fonctionnel. Le cathéter avait migré dans l'oreillette droite du cœur où il fut découvert à demi enroulé avec l'une de ses extrémités franchissant la tricuspide. Notre peine et notre déception furent immenses mais nous ne savions pas qu'il fallait assujettir le cathéter à l'extrémité métallique rainurée de la valve par un fil non résorbable. Notre ignorance ne nous a pas incités à réintervenir, mais de plus nous n'avions pas d'autre matériel à disposition. Cette terrible expérience nous a certes beaucoup appris mais quarante ans plus tard, je pense souvent à cet enfant qui pourrait être maintenant un homme heureux, à l'aube de la cinquantaine, d'aborder l'an 2000.

*La stéréotaxie*

Depuis quelques années (Dr Spiegel, 1947), une nouvelle procédure originale de repérage tridimensionnel d'une structure anatomique ou d'une lésion cérébrale était née et commençait à se développer : la stéréotaxie. Après Spiegel, trois grands noms seront associés à cette méthode : Talairach en France, Leksell en Suède et Riechert en Allemagne. P. Janny en esprit curieux et en bon scientifique ne voulait pas manquer ce train, pas plus d'ailleurs que d'autres tels que Guiot à l'Hôpital Foch, Pecker à Rennes, Gros à Montpellier, Houdart à Lariboisière, de Rougemont à Grenoble, puis Sedan à Marseille et Lapras à Lyon. Les applications initiales de la méthode concernaient avant tout la maladie de Parkinson qui ne bénéficiait alors d'aucune thérapeutique efficace, mais elles s'étendront aussi au traitement de mouvements anormaux, au repérage de foyers épileptiques ou de tumeurs, ainsi qu'à l'implantation intra-tumorale d'isotopes radioactifs. Jean Talairach et son élève Gabor Szikla se firent les champions et les promoteurs de la méthode en France et ils construisirent un casque qui a été utilisé dans le monde pendant de nombreuses années. Mais les premiers utilisateurs de la méthode en province, construisaient chacun leur propre casque en fonction de leur vision de la géométrie dans l'espace et P. Janny n'échappa point à cette règle. Il fit appel à un bricoleur de génie, véritable artisan et ajusteur sur métal : le docteur André Rancoule, médecin ORL, qui préférait de beaucoup usiner pièce par pièce des modèles réduits de trains plutôt que de pratiquer des amygdalectomies.

Tous deux définirent les caractéristiques de l'appareil, le cahier des charges et le construisirent avec, toutefois, la participation d'un atelier de mécanique de précision.

Il ne nous paraît pas superflu de décrire une intervention pour maladie de Parkinson qui se pratiquait en plusieurs étapes mais entièrement sous anesthésie locale, car il était indispensable pour le déroulement de la procédure que le patient soit conscient. En premier lieu, en salle d'opération, trépano-ponction de la corne frontale pour injection ventriculaire d'un double contraste gazeux et iodé, puis à la radio positionnement sur la tête du malade du casque en plexiglass s'appuyant en avant sur la racine du nez et fixé en arrière dans les mastoïdes par deux pointes acérées. Repérage neuroradiologique des structures ventriculaires se superposant de face et de profil à des grilles perforées dont les orifices étaient répertoriés par des chiffres et des lettres en abscisse et ordonnée comme une grille de mots croisés. En reportant les images obtenues sur les atlas stéréotaxiques, il était possible de repérer à quels orifices des grilles de face et de profil correspondait la cible à atteindre dans les noyaux gris centraux, ce qui permettait de définir le point d'entrée dans le crâne de la sonde munie de l'électrode et son trajet dans le cerveau jusqu'à la cible. Retour en salle d'opération et forage d'un autre orifice crânien dont le centre, soigneusement choisi par rapport aux repérages géométriques précédents, servira à introduire la sonde d'électrocoagulation selon le trajet retenu ; fixation sur le casque du "stéréomètre" porte-électrode qui est en fait l'appareil de visée stéréotaxique chargé de diriger la sonde jusqu'à la cible. On testait ensuite la fiabilité de l'appareil d'électrocoagulation en coagulant, grâce à une électrode de référence, une albumine, en l'occurrence du blanc d'œuf : le temps de coagulation et l'étendue du coagulum fournissaient des paramètres approximatifs mais indispensables pour "faire au mieux". J'étais chargé d'amener l'électrode à la cible, pendant que P. Janny interrogeait le malade sur d'éventuelles sensations nouvelles ou inhabituelles, testait son langage et sa mobilité, observait une possible modification du tremblement ou de la rigidité qui s'amélioraient ou disparaissaient même parfois au simple placement de l'électrode, tous signes qui étaient autant de gages de bon résultat. Puis venait le temps crucial de la coagulation avec son cérémonial immuable : silence complet dans la salle, pas de téléphone ; quelqu'un mesurait le temps de coagulation et annonçait les secondes. P. Janny poursuivait ses tests cliniques et... j'auscultais à l'oreille la tête du patient. Dès que j'entendais le bruit caractéristique de la coagulation tissulaire (assez semblable à celui de la cuisson d'un blanc d'œuf dans une poêle), on cessait la coagulation : 20 à 25 secondes s'étaient écoulées ; venait alors le temps angoissant de l'appréciation du résultat, toujours grâce aux tests cliniques. Jugé satisfaisant, l'intervention était terminée ; résultat incomplet : en modifiant quelque peu la position de l'électrode en fonction des paramètres géométriques, on ajoutait une coagulation supplémentaire, ou bien on attendait le lendemain pour apprécier un résultat qui parfois se modifiait quelque peu à distance, en mieux ou en moins bien. Échec : il convenait alors de reprendre les calculs des coordonnées et parfois de choisir un autre trajet ou une autre cible. Ces interventions ont fait l'objet de publications en premier lieu devant la Société de Neurochirurgie de Langue Française, puis à la Société des Sciences Médicales de Clermont le 26/02/1960 sous le titre : *"Résultats des interventions stéréotaxiques dans la maladie de Parkinson"*. Une nouvelle étude, critique cette fois, est parue en 1968 à l'occasion de la réunion jubilaire du Professeur Bernard Pommé : *"Étude critique à long terme des résultats de la chirurgie stéréotaxique dans la maladie de Parkinson"*.

*1960-1970*

Au cours de la décennie 1960-70, la neurochirurgie a poursuivi son développement en consolidant des bases encore fragiles et elle s'est positionnée au double plan hospitalier et universitaire bien que ni service ni chaire ne lui soient attribués.

En 1960, un poste d'interne est affecté à la discipline et j'ai eu l'honneur d'en être le premier titulaire (je crois, d'ailleurs, avoir été le premier interne de Clermont qui ait accompli une carrière chirurgicale hospitalo-universitaire à temps plein). Les obligations deviennent lourdes : en dehors du service courant, il convient de répondre aux demandes de consultations des autres services, d'assurer les urgences et les premières gardes, et comme il n'y a qu'un interne, ce dernier est de garde en permanence...

En 1961, Pierre Janny est reçu à l'agrégation ancien régime et Bernard Montrieul accède par concours en 1962 au grade de chirurgien des Hôpitaux à temps partiel.

En 1963, alors que Monsieur Pollet succède à Monsieur Marty à la Direction Générale des Hôpitaux, on trouve pour la première fois mention de l'activité neurochirurgicale dans une note du Directeur de l'Hôtel-Dieu, Monsieur His, qui indique notamment : *"le service de Monsieur le Professeur Germain comportant 118 lits (49 à Duprat, 41 en Traumato A et 28 en Traumato B) abrite en Traumato A une moyenne de 20 malades de neurochirurgie, 10 d'urologie et 10 de chirurgie générale".* En fait, pour apprécier l'activité neurochirurgicale réelle, il convient d'ajouter à ces 20 patients, ceux qui, hospitalisés à la clinique Fontmaure, occupaient progressivement mais sûrement la plupart des lits du 2e étage.

1964, année de ma soutenance de thèse, *"le drainage ventriculaire sous pression contrôlée (DVC) dans la chirurgie de la fosse cérébrale postérieure"* représente pour moi l'aboutissement de deux années de recherche et d'expérimentation clinique sous la conduite de P. Janny pour lequel ce travail se situe dans le droit fil des recherches qu'il a menées depuis une quinzaine d'années sur la pression intracrânienne (PIC) et la physiopathologie du LCR. Ce travail original rapporte la procédure appliquée aux patients hospitalisés pour une hypertension intracrânienne, conséquence d'un trouble majeur de l'hydraulique cérébrale par blocage tumoral de l'écoulement du LCR au niveau de l'aqueduc de Sylvius ou du 4e ventricule. À l'entrée du patient, nous installions par trépano-ponction, un cathéter dans une corne frontale et après mesure initiale de la PIC, le LCR était drainé de façon continue et progressive dans un bocal à 20 ou 30 centimètres au-dessus du plan ventriculaire. Je surveillais alors, assis près du lit, de façon visuelle et graphique (les enregistreurs modernes n'existaient pas), l'évolution de la PIC et de l'état clinique ; surveillance minute par minute jusqu'à stabilisation de la PIC à un niveau convenable, ce qui pouvait s'étendre sur quelques heures aussi bien que sur une nuit. Il était fastidieux et moralement épuisant de contempler ainsi et de suivre les variations de niveau du LCR dans la tubulure de drainage sous les pulsions de la colonne liquidienne rythmées par le pouls. Cette thèse fut suivie de ma nomination en tant que chef de clinique assistant puis de la qualification neurochirurgicale en 1965.

Les travaux scientifiques se multiplient dans divers domaines : Pierre Janny rédige pour l'Encyclopédie médico-chirurgicale le nouveau chapitre consacré à l'hypertension intracrânienne qui fera longtemps autorité en la matière. Bernard Montrieul s'intéresse aux nouvelles méthodes angiographiques du territoire vertébro-basilaire et à leurs applications cliniques ; il publie les premiers travaux de ce qui est devenu "l'équipe neurochirurgicale" à propos des résultats de la chirurgie d'anévrysmes cérébraux avec "les moyens du bord" que nous avons précédemment rapportés. Puis est abordée une conception moderne, novatrice de l'hémorragie cérébrale spontanée rompue dans le ventricule et de son traitement (1967) ce qui bousculera certains dogmes et suscitera remous et discussions dans les rangs des plus anciens caciques de la neurochirurgie lors de sa publication à la réunion annuelle très suivie de la Société de Langue Française. Puis viendront deux publications intéressantes également par leur modernité : les tumeurs de l'angle ponto-cérébelleux à propos de 17 observations opérées en position assise et les échecs dans 33 cas de tumeurs de la fosse postérieure de l'enfant en 1967. Publier les échecs nécessitait un courage certain (ou une certaine naïveté ?) à une époque d'explosion de la discipline où les équipes, plutôt que de considérer leurs indications et leurs résultats d'un œil critique, préféraient publier leurs idées novatrices et... leurs exploits. Mais l'une ou l'autre façon de procéder ne sont-elles pas, finalement, source de progrès ?

Deux anecdotes émergent de mon subconscient à propos des tumeurs de la fosse postérieure opérées en position assise, ce qui nécessitait du côté des anesthésistes des prouesses d'attention et de savoir-faire, et de celui des chirurgiens un brio et une résistance physique et morale peu communs. Comme aimait le souligner mon ami et collègue le Professeur Michel Hurth : *"la tumeur de la fosse postérieure, c'est le brevet de capitaine".*

La première a trait à une intervention de Pierre Janny que j'aidais à enlever une tumeur de l'angle ponto-cérébelleux à l'Hôtel-Dieu. Il était harnaché de champs stériles dans le dos pour l'appui de ses aides, du miroir frontal et du tabouret à pompe lui permettant d'opérer le plus possible assis et de se hausser ou de descendre en fonction de l'angle d'attaque. Il tenait de la main droite son instrument favori muni d'un coton (la pince coudée de Lubet-Barbon) et de la main gauche un écarteur galbé et tentait de repérer une hémorragie rebelle, cou en hyperextension, genoux demi-fléchis. Pour plus de liberté de mouvement, il s'écria *"enlevez-moi ce siège qui me gêne"*, ce qui fut fait sans délai par la panseuse à l'affût ; une fois l'hémostase réalisée, il se détendit et voulut s'asseoir... mais dans le vide et je vis ce spectacle étonnant de P. Janny disparaître dans une roulade arrière, les instruments au bout des bras tendus pour ne pas les souiller, la lumière du miroir frontal décrivant un grand arc de cercle au plafond et le chirurgien dos au sol, s'écriant une nouvelle fois à l'attention du personnel qui se précipitait à son secours : *"ne me touchez pas, je suis stérile !!!".*

La seconde est personnelle. J'opérais une tumeur kystique du cervelet lorsque, au cours de l'exérèse tumorale, kyste vidé, l'anesthésiste m'informe que la pression artérielle de la patiente chute rapidement et que ses battements cardiaques s'affaiblissent dangereusement. Décision immédiate d'allonger la malade en manœuvrant la table d'opération, mais à fosse postérieure ouverte. J'ai maintenu, mains à plat dans le foyer opératoire, le cervelet en place pendant les manœuvres de réanimation ; un temps long, très long à mon goût, s'écoula, puis la situation se rétablit et nous pûmes replacer la malade en position assise pour terminer rapidement l'intervention. Les suites furent heureusement simples et sans séquelles mais, après toutes ces années, je crois encore sentir le retour des battements du cervelet au contact de mon gant chirurgical.

Cette décennie 1960-1970 a vu se développer de façon rapide et inquiétante la *traumatologie crânienne et rachidienne* par la multiplication, non contrôlée, des accidents de la route, du travail et du sport.

a) *Les traumatismes crâniens ou crânioencéphaliques* nous furent très vite confiés à l'Hôpital par les collègues médecins et surtout chirurgiens qui s'estimaient, à juste titre, inaptes à l'urgence, à la surveillance et au suivi de ces patients. La sécurité des blessés s'améliora d'autant que le docteur Aillot obtint le transfert de "l'anesthésie-réanimation", initialement localisée dans le vieux pavillon en bois Fleming, dans les locaux rénovés de l'extrémité ouest du service Traumato B où se localisaient les malades neurochirurgicaux. Ce premier regroupement neurochirurgie-anesthésie-réanimation offrait de multiples avantages avec des blocs opératoires tout proches, mais un inconvénient majeur : les allées et venues des personnels et les transferts des patients depuis Fleming ou vers Fleming ne pouvaient s'effectuer qu'en empruntant le long couloir de Traumato B, ce qui ne manquait pas de répandre comme des confetti, les germes de patients au long cours, presque toujours infectés dans un service où l'asepsie était une règle de principe. Néanmoins, les soins aux traumatisés crâniens devinrent dès lors structurés et efficaces. Il fallait faire face aux urgences avec des moyens limités à l'artériographie, parfois même aux classiques trous de trépan explorateurs selon Cushing et exceptionnellement sur la clinique et les radios standard. L'histoire clinique depuis le moment de l'accident ne pouvait être reconstituée faute de "ramassage" médical du blessé et les signes angiographiques s'avéraient souvent d'interprétation délicate en dehors de quelques cas typiques d'hématome extradural. Si bien que pratiquement devant tout déplacement des axes vasculaires à l'angiographie, l'indication opératoire était retenue sans diagnostic lésionnel sûr. Mais fallait-il opérer largement par un volet permettant une bonne exploration du cortex cérébral sous-jacent ou se contenter de "craniotomies à os perdu", discussion que le scanner et la réanimation moderne ont rendue caduque quelques années plus tard. C'est aussi l'époque où des chirurgiens audacieux des hôpitaux périphériques exploraient chirurgicalement sur place certains traumatisés crâniens, présentant le classique "intervalle libre" typique, en principe, de l'hématome extradural. Mais ces interventions longues par manque de pratique et défaut de matériel adapté, entraînaient des pertes de temps préjudiciables. Ils exploraient plus volontiers les plaies crâniennes ou crânio-cérébrales et c'est ainsi que Bernard Montrieul que j'assistais, reçut à Fontmaure un traumatisé conscient mais atteint d'une hémiplégie gauche, à la suite de la "levée" d'une embarrure avec plaie durale, dans un établissement assez éloigné de Clermont. Le chirurgien avait indiqué au téléphone qu'une hémorragie assez importante l'avait obligé à mécher le foyer opératoire et qu'à la fin de l'intervention, il avait constaté l'existence d'une hémiparésie gauche, qui venait donc de se constituer. Bernard Montrieul entreprit, en salle de radio, l'ablation d'un énorme pansement et découvrit un lambeau de mèche à prostate s'insinuant entre quelques fils de suture cutanée. Après les épreuves radio-standard, il se mit en devoir d'enlever les points de suture et de retirer la mèche pour explorer le foyer opératoire. Quelle ne fut pas sa surprise d'extraire deux ou trois mètres de gaze bien tassée ; ce geste eut pour effet immédiat la régression de l'hémiplégie et la réflexion émue du malade qui, élevant son bras gauche, dit simplement *"ça y est mon bras bouge de nouveau..."*. En l'absence de chirurgie de la face, les traumatismes crâniofaciaux étaient traités par les neurochirurgiens qui se contentaient de relever, si nécessaire, un enfoncement frontal et d'obturer par voie endocrânienne une brèche durale de la région ethmoïdale grâce à une plastie de fascia lata prélevé extemporanément sur le patient. Ces brèches durales, en dehors d'un enfoncement frontal, n'étaient jamais explorées en urgence mais seulement traitées si apparaissait ou se pérennisait la classique rhinorrhée cérébro-spinale et/ou sa complication non moins classique : la méningite aiguë bactérienne. Au cours d'une de ces interventions, un de mes jeunes collègues probablement trop zélé ou trop entreprenant a malencontreusement aspiré le fragment de fascia lata que P. Janny venait de présenter sur la perte de substance dure-mérienne. Quelle colère, je passe sur les qualificatifs pour ne retenir que la chute : *"Mon vieux C..., cette fois c'est l'impasse. Comment voulez-vous que nous terminions maintenant ?"* La catastrophe prévue put cependant être aisément évitée en prélevant un autre fragment aponévrotique.

Opérer un traumatisé crânien de nuit, en l'absence de

l'équipe rodée, relevait de la gageure. Le neurochirurgien débutant ou confirmé devait tout faire depuis "le coup de main" au brancardier ou le transfert du chariot à artériographie si l'infirmière de nuit, également esseulée, se trouvait trop occupée. Après l'artério et ses aléas, conduire le patient au bloc, lui couper les cheveux et raser des cuirs chevelus parfois bien gras, pratiquer l'anesthésie locale, préparer la table à instruments, le champ opératoire (car l'externe de garde promu au rang d'aide, ignorait en général tout de la pratique neurochirurgicale) et enfin... après 2 heures environ depuis son arrivée, commencer à opérer en surveillant de près les gestes de l'aide.

Ces difficultés proprement techniques ne représentaient pourtant qu'un épiphénomène par rapport à la responsabilité du diagnostic et de la décision thérapeutique. À mes débuts, celle-ci était réservée au neurochirurgien de garde : le jeune interne que j'étais se contentait de réaliser l'artériographie puis d'en donner une description téléphonique au neurochirurgien, ce qui ne manquait pas de m'attirer des remarques ou des questions embarrassantes. J'étais soulagé lorsqu'au bout du fil, j'entendais enfin *"je viens"*. Quelque temps plus tard, l'expérience venant et, avec elle, la responsabilité du vieil interne (ou du jeune assistant) que j'étais devenu, je me trouvais confronté à cette terrible "solitude décisionnelle", exercice à la fois d'un certain pouvoir mais aussi d'une responsabilité majeure. Faut-il opérer ou non ? Les arguments sont-ils suffisants ? Mon interprétation est-elle correcte ? Il en va peut-être de la vie d'un blessé. Une fois la décision prise, il convenait alors de "voir la famille" ou les "accompagnants" afin de leur faire part de la décision arrêtée, de leur demander d'attendre la fin de l'intervention dans un couloir sombre et froid et enfin de leur annoncer ensuite ce qu'il avait été possible de faire et quel pronostic on pouvait attendre : que de crainte, de chagrin ou d'espoir dans leurs yeux !... Autre angoisse et non des moindres, celle du lendemain qui vous "prenait au ventre" quelques mètres avant d'entrer dans le service et de rencontrer l'infirmière chargée de la surveillance de l'opéré ; bien souvent son regard en disait beaucoup plus qu'un rapport détaillé d'observation post-opératoire ; revoir ensuite le patient, de nouveau la famille qui se précipitait vers vous... La situation la plus pénible était, pour moi, la sonnerie du téléphone rompant le sommeil vers 1 heure ou 2 heures du matin. Il faut déjà un moment avant d'organiser sa pensée et de comprendre ce que vous raconte l'interlocuteur. L'appel est-il justifié, ou bien le demandeur, conscient de sa faiblesse, veut-il soulager sa propre angoisse d'interne de garde ? On part alors pour de longues heures, bien réveillé cette fois, mais autre instant difficile : quitter l'Hôtel-Dieu vers 5 heures du matin, alors que fatigué, la faim au ventre, mal rasé, on croise dans ces longs couloirs cette fois très éclairés, les équipes qui prennent leur poste du matin, bien reposées, traînant une bonne odeur de café frais et vous disant gentiment avec un large sourire : *"bonjour Docteur, ça va ce matin, il fait bon... ou froid..."*, et je regagnais la maison pour dormir une heure ou deux, réveillé cette fois, malgré les exhortations de mon épouse, par la préparation des enfants pour l'école ; et puis un autre lever pour une nouvelle journée qui débutait entre 8 heures et 8 heures 30. Les programmes prévus devaient être exécutés, il n'y avait ni récupération, ni repos (ni même rémunération au début pour ces appels de nuit).

Deux de ces urgences nocturnes me laissent un souvenir vif. Elles concernent deux bébés d'environ 18 mois ou 2 ans atteints tous les deux d'hématomes extraduraux, l'urgence type.

L'un est arrivé mourant après un long trajet depuis la Nièvre, et malgré l'évacuation extrêmement rapide des caillots sans artério et sans rasage des cheveux, il est décédé... ; à quelques minutes près peut-être aurait-il pu profiter de la vie...

L'autre nous a été conduit une nuit de Noël après une chute de la table à langer. Dès l'évacuation des caillots, l'anesthésiste qui n'était autre que J. Aillot, m'a dit que l'état respiratoire s'améliorait et que la mydriase unilatérale (signe de gravité majeure) régressait. Ouf ! nous pouvions prendre tout notre temps pour terminer l'intervention et penser à Noël. Quelque vingt-cinq ans plus tard, un homme s'est présenté à ma consultation pour me demander un certificat concernant une intervention qu'il avait subie étant bébé. Les circonstances qu'il m'a rapportées m'ont permis de lui dire *"toi, tu es l'hématome extradural de Noël"*. Quel neurochirurgien au monde n'a pas connu ces drames et ces joies ?

b) La véritable *chirurgie des traumatismes rachidiens et médullaires* vit le jour au cours de cette décennie 1960-70.

Jusque-là les blessés graves avec para ou tétraplégie étaient confiés au hasard d'une évolution spontanée, très rarement favorable. Ils mouraient des classiques complications de décubitus : respiratoires, infectieuses, urinaires, cutanées (les escarres sacrées de 10 à 20 cm de diamètre mettant à nu le sacrum, n'étaient pas rares). Les seules préventions des escarres consistaient en des frictions à l'alcool aux points d'appui, et/ou à la mise en place de "coussins fessiers" en peau de mouton et de peaux d'oranges sous les talons. J'avais eu l'occasion d'évoquer ces questions au cours d'une conversation à bâtons rompus avec P. Valentin, chirurgien orthopédiste à Clermont, ancien élève de Judet et collègue d'internat de Roy-Camille, qui, sous l'impulsion de Judet s'intéressait au rachis traumatique. P. Valentin vint un matin en Traumato B avec les radios d'un blessé atteint de fracture dorso-lombaire avec paraplégie incomplète. Nous décidâmes de l'opérer à deux équipes avec les moyens du bord (en particulier des plaques et vis de Shermann car il n'existait pas de matériel d'ostéosynthèse spécifique au rachis) et ce fût non seulement le début d'une collaboration fructueuse, malheureusement endeuillée par le décès prématuré de P. Valentin, mais également la naissance d'une École de chirurgie du rachis traumatique à Clermont, bientôt reconnue au plan national et international et qui aura le privilège d'organiser à Clermont la réunion fondatrice du club Français de Neurochirurgie du rachis en novembre 1987. Cependant la chirurgie seule était bien incapable de traiter l'ensemble du problème des paraplégies traumatiques. Il a fallu convaincre et former les personnels à la pratique des soins très lourds que requièrent ces patients. Une étape était franchie et l'on connaît les développements ultérieurs : matériels chirurgicaux adaptés, prévention d'escarres, centres de rééducation, formation des internes à la neuro-orthopédie.

Cette décennie vit également un certain développement du traitement des "spina bifida" dont le diagnostic, faute d'échographie, ne pouvait être porté qu'à la naissance du bébé. Il y eut d'ailleurs à cette époque de difficiles, voire cruelles, décisions à prendre dans les sombres couloirs de la maternité.

C'est en 1967 que Michel Tournilhac, déjà installé en clientèle libérale où il draine, heureusement, les pathologies neurologiques, est nommé en qualité d'Assistant-Attaché. Médecin itinérant aux Hôpitaux où il ne disposait ni de bureau ni de personnel, il posait sa blouse chez qui voulait bien l'accepter et réalisait en permanence le parcours du combattant en fonction des demandes des divers services. Sa compétence, son humeur égale, son tonus à toute épreuve et sa légendaire cigarette roulée main, lui ont permis de sauver bien des situations et de commencer à bâtir sans moyen un service maintenant de haute renommée.

L'enseignement dispensé par les neurochirurgiens s'organise dans le cadre du CES de neuropsychiatrie dirigé par Monsieur Porot ainsi qu'au sein des chaires de sémiologie médicale (Professeur Jallut) et chirurgicale (Professeur Fourrier).

La médecine nucléaire, sous l'impulsion dynamique du Doyen Gaston Meyniel, amorce une large percée dans les explorations complémentaires neurologiques, ce qui, associé à l'amélioration des examens neuroradiologiques, entraîne une forte diminution des examens EEG. En 1970, la thèse de Claude Lafaye confirme s'il en était besoin, l'intérêt pour le clinicien de la scintigraphie cérébrale au Technetium 99m, avec caméra à scintillation. Nous avons également mis au point à Clermont et largement utilisé, les méthodes isotopiques dynamiques pour la description et l'étude des troubles de la circulation du LCR dans les traumatismes rachidiens.

*Les années 1970-1980*

Le qualificatif de "décennie de la consécration" conviendrait à cette période, jalonnée par les événements les plus marquants de l'évolution des sciences du système nerveux en Auvergne.

*1970* voit se créer l'ébauche de l'unité de neuroradiologie par la nomination à Fontmaure de Anne-Marie Georget, au poste de chef de clinique des universités - assistant des hôpitaux. Les neurochirurgiens se trouvent ainsi déchargés de l'ensemble des examens neuroradiologiques, et A.-M. Georget, au fil du temps, organise méthodiquement un plateau technique qui, bien que dépendant administrativement du service de radiologie centrale, fonctionne en autonomie avec secrétariat, manipulateurs, agents de service, puis internes. A.-M. Georget est nommée en 1980, adjoint temps plein hors CHU, puis praticien du cadre hospitalier. Dès lors la neuroradiologie de Fontmaure va rattraper le peloton de tête de la discipline au plan national, grâce à des équipements modernes obtenus à force de volonté, mais apportant aux cliniciens et aux malades des explorations d'une qualité que certains leur envient.

*1971* est sans aucun doute l'année charnière de l'implantation des disciplines neurologiques, sous la houlette active du Doyen Gaston Meyniel, puisqu'elle correspond à la création des services de neurologie et de neurochirurgie et des postes médicaux correspondants. Le CHR, encore dirigé par A Pollet, se rend propriétaire de la Clinique Fontmaure et y installe donc le service de neurologie logé au 3e étage, une partie du service de neurochirurgie (1er et 2e étages) et l'unité de neuroradiologie au rez-de-chaussée, près de la salle d'opération. Des modifications structurelles s'imposent à Fontmaure. Le 4e étage est en partie annexé pour y installer bibliothèque, salle de réunion et archives, consultation, une pharmacie au rez-de-chaussée, dirigée par Madame Carreau, un ascenseur, des locaux de consultation et secrétariats aux étages, des bureaux, l'unité de phoniatrie au rez-de-chaussée domaine du Docteur M. Dordain, etc. La tribune de la chapelle est même récupérée pour stocker du matériel technique d'utilisation courante. Enfin, une deuxième salle d'opération et une salle de réveil sont créées.

Le service de neurochirurgie comporte donc une double localisation : 55 lits à Fontmaure sur deux étages et 30 lits à l'Hôtel-Dieu en Traumato B. Le nombre total de lits sera réduit ultérieurement par restructurations successives décidées en fonction des besoins mais aussi des dispositions de la loi hospitalo-universitaire et des réglementations hospitalières, en particulier en matière de sécurité et d'humanisation des services. Nous ne ferons qu'énumérer les principales modifications dans les deux établissements sans souci d'ordre chronologique.

- En traumato B : individualisation de bureaux médicaux et d'un secrétariat occupé par Danielle Nami, et humanisation des grandes chambres communes.

- Au bloc Traumato et à la radio : le transfert de certains services à SAINT-JACQUES procure une certaine aisance à ceux qui restent, bien qu'ils doivent partager les moyens avec le service de chirurgie maxillo-faciale dirigé par Georges Péri avec lequel la collaboration sera toujours étroite. La neurochirurgie dispose alors d'une salle d'opération équipée et dotée d'un personnel affûté ; Madame Pesce assurera longtemps à la fois la direction du bloc en tant que surveillante et le rôle d'infirmière instrumentiste. Une salle de radio nous est plus spécialement affectée et la proximité immédiate du service de réanimation Fleming, également restructuré, complète un dispositif avec certes des inconvénients, mais une cohérence fonctionnelle profitable aux malades.

- Le service de neurologie s'organise également. Michel Tournilhac, nommé dans un premier temps médecin suppléant, se voit confier le service de neurologie, qui ultérieurement, faute de surfaces suffisantes à Fontmaure, sera divisé en deux unités, l'une restant à Fontmaure avec pour surveillante Sœur Léonie, l'autre à l'Hôpital Nord sous la direction de Gérard Dordain. Les locaux subiront également des transformations complémentaires et l'installation de l'EMG au 4e étage.

Pierre Janny est nommé professeur titulaire, chef de service en 1971, avec la responsabilité des deux unités, Fontmaure et l'Hôtel-Dieu. Il décide que les traumatisés seront reçus à l'Hôtel-Dieu et toutes les autres pathologies neurochirurgicales à Fontmaure. Le passage du statut privé au statut CHU va entraîner des bouleversements à Fontmaure : intégration des personnels dans le nouveau régime, vie hospitalière et non plus vie de clinique, organisation des échanges avec l'ensemble des établissements hospitaliers, administration nouvelle et surtout changement complet de l'équipe d'anesthésie : le Docteur Simon et ses collaborateurs quittent Fontmaure pour se localiser à la nouvelle clinique de la Chataigneraie et laissent la place aux anesthésistes des hôpitaux sous la direction d'Éliane Planchon.

Pierre Janny comprend très vite qu'il ne peut assurer sans

risque la charge de 80 lits répartis sur deux sites, impliquant une rotation très fréquente des trois neurochirurgiens ; aussi me déléguera-t-il, au fil des mois et des années, la responsabilité de la neurotraumatologie, d'autant plus facilement que cette discipline l'intéresse peu, en particulier la traumatologie rachidienne, à cheval sur l'orthopédie et le système nerveux, mais pour laquelle il ne dispose ni de formation ni d'aptitude particulière.

Le service va très vite s'étoffer au cours de cette année 1971, sachant que si les nominations n'étaient pas obtenues, nous avions envisagé de créer, à trois, un centre neurochirurgical privé à Fontmaure.

Bernard Montrieul, précédemment nommé au concours de neurochirurgien des Hôpitaux, va être coopté au titre de l'ordonnance de 1958 : il devient donc Maître de Conférence Agrégé - non Chef de Service et je serai moi-même, après 7 longues années d'assistanat, reçu au concours d'Agrégation de Neurochirurgie. Mon poste de chef de clinique restera vacant jusqu'à la nomination en 1973 de Jean-Jacques Gravier, mais six postes d'internes affectés aux deux services seront occupés dès cette époque par Messieurs Colnet, Vent, Lardennois, Heyraud, Cisterne et Rey. Dix-huit ans après l'arrivée à Clermont des deux jeunes chirurgiens démunis et isolés, une importante structure hospitalo-universitaire, qui marque le début d'une École, est donc créée,

- 85 lits en 2 sites
- 1 Professeur Titulaire chef de Service
- 2 Agrégés
- 2 postes de Chef de Clinique
- 6 postes d'Interne

sans compter la neurologie, la neuroradiologie, l'anesthésie-réanimation et les consultations spécialisées.

C'est également en 1971 que paraîtra dans l'Encyclopédie Médico-Chirurgicale le nouveau chapitre, écrit à Clermont, concernant l'hypotension intracrânienne.

C'est enfin en 1971, après vingt ans de travaux, que sera ouvert l'hôpital moderne situé au sud de Clermont sur le plateau Saint-Jacques qui lui a initialement donné son nom.

*En 1972*, alors que A. Moulet prend la direction du CHU, Michel Tournilhac est nommé Professeur Titulaire de Neurologie et Éliane Planchon définitivement affectée à Fontmaure en tant que responsable de l'Anesthésie-Réanimation.

1972 sera pour moi, et par voie de conséquence pour le service, l'année de la grande découverte de la microchirurgie au Congrès International de Vienne auquel participaient plusieurs membres d'équipes françaises. Les travaux présentés furent, pour moi, des horizons nouveaux et exaltants qui s'ouvraient et deux intervenants m'ont particulièrement marqué : Majid Samii, en ce qui concerne la microchirurgie des nerfs périphériques que nous avons rapidement mise en route à Clermont avec Gilles Colnet et Bernard Irthum, mais d'abord et avant tout Yasargil qui nous a appris, grâce à des films vidéo exceptionnels, ce que devait être la chirurgie moderne au microscope des neurinomes de l'acoustique et surtout des anévrysmes artériels et artério-veineux cérébraux. Nous étions subjugués et séduits par cette vision nouvelle du sac anévrysmal découvert en gros plan, par le brio de l'opérateur et cette facilité apparente d'un traitement qui, sans microscope, était toujours ou presque, difficile, risqué, dangereux et aléatoire. La surprise était telle que Bernard Pertuiset, l'un des champions français de cette chirurgie avec Laine, eût cette remarque et cette question : *"la brillante démonstration de Monsieur Yasargil semble montrer que la chirurgie anévrysmale est simple, il n'y a jamais de difficulté de dissection et de rupture peropératoire du sac ; nous aimerions le voir aux prises avec des difficultés"*. Yasargil répondit que ce qu'il montrait était de la chirurgie quotidienne, banale au microscope. Surprise et silence admiratif de toute la salle. Autre question de B. Pertuiset à propos du spasme. La réponse tomba du même ton habituellement bourru et sans appel : *"le spasme, connais pas, ça n'existe pas !"*... Les expériences ultérieures multiples démontreront sans peine que les aléas et les complications des ruptures anévrysmales sont bien d'une cruelle réalité, mais malgré les exagérations initiales, la microchirurgie neurochirurgicale était née et ouvrait indiscutablement une ère chirurgicale nouvelle, bouleversant des habitudes et des méthodes opératoires respectées et transmises comme de véritables dogmes.

Au retour de Vienne, j'ai fait partager mon enthousiasme à mes maîtres, déjà convaincus, puisque la commande du premier microscope Zeiss avait été passée. Cet appareil à commandes uniquement manuelles, monté et entretenu par Jean-Baptiste a rendu de multiples services avant de finir "sa carrière" dans une petite salle contiguë à la morgue où les nouveaux venus dans l'équipe pouvaient s'entraîner en toute liberté à cette méthode alors nouvelle qui, bientôt, deviendra une technique de routine.

Les travaux scientifiques abordent de multiples sujets : complications des dérivations internes du LCR, effets cliniques et manométriques des solutés hypertoniques et des corticoïdes dans l'hypertension intracrânienne, traumatismes du 1/3 médian cranio-facial, fractures du rachis dorso-lombaire, SMUR et blessés neurochirurgicaux, etc.

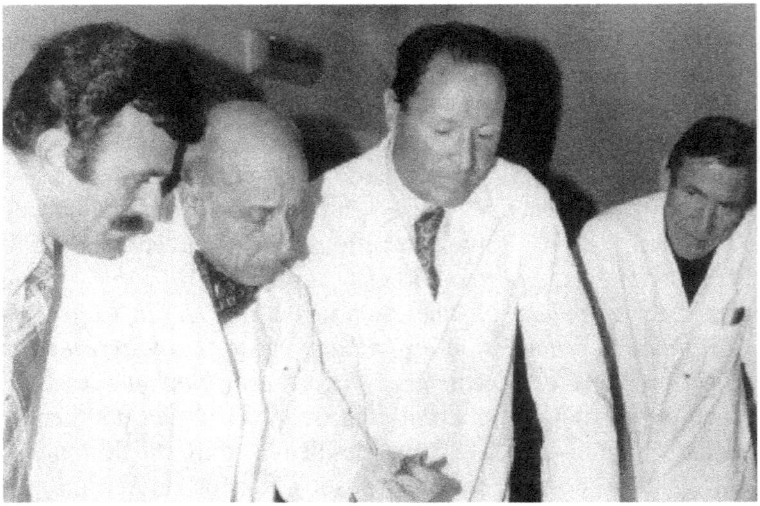

Cliché 7 (coll. pers.) - Neurologue et Neurochirurgiens au cours d'une séance de "recoupe" de pièces anatomiques -
De D à G : Michel Tournilhac, Bernard Montrieul, Pierre Janny, Jacques Chabannes

À l'initiative de Pierre Janny et Michel Tournilhac est créé le "staff de Fontmaure" qui deviendra une véritable institution. Cette réunion hebdomadaire, ouverte à tous, était destinée à la discussion des dossiers difficiles nécessitant un échange de points de vue avant la prise d'une décision ou à l'exposé d'un sujet nouveau par un conférencier local ou extérieur, ou encore à l'étude détaillée et critique de pièces anatomiques issues d'autopsies ; d'une portée purement neurologique au début, le staff s'est étendu aux pédiatres, cancérologues, internistes, etc. Non seulement cette réunion débouchait sur l'organisation du programme opératoire de la semaine suivante, mais elle était aussi une sorte de tribune où les jeunes en cours de formation présentaient les dossiers et apprenaient à s'exprimer clairement en public. Nous apprenions beaucoup ainsi, même si parfois les discussions concernant l'hydrocéphalie chronique se prolongeaient d'une façon trop purement spéculative.

*1973-1974*

La deuxième salle d'opération de Fontmaure, réalisée au rez-de-chaussée aux dépens de l'ancienne salle-à-manger des religieuses, devient opérationnelle.

L'ouverture du Centre Anticancéreux Jean Perrin, œuvre majeure du Doyen G. Meyniel, va permettre la mise en place de protocoles thérapeutiques bien structurés et définis grâce à la collaboration étroite de R. Plagne, fidèle participant au staff de Fontmaure.

Le docteur Gérard Dordain conforte l'équipe neurologique en 1974 en occupant un poste de chef de clinique et, cette même année, Monique Dordain met sur pied une unité de phoniatrie dans les anciens locaux de la lingerie à Fontmaure.

Les travaux scientifiques et la recherche progressent : thèses de Jean-Jacques Gravier sur les angioréticulomes de la fosse postérieure, de Bernard Flori sur le test de résistance à l'écoulement du LCR qui ouvre une ère nouvelle de la connaissance du fluide cérébro-spinal (LCR) et publication d'un article concernant l'hypertension intracrânienne post-otitique. Transfuge de Neurochirurgie en chirurgie maxillo-faciale, J. Fain, soutient sa thèse à propos des fractures du 1/3 médian craniofacial et j'ai le privilège de mettre au point, en collaboration avec les Laboratoires Peters, un matelas à eau anti-escarres Hydromat® dont l'efficacité dans la prévention ou le traitement des escarres cutanées des paraplégiques traumatiques, ne sera jamais mise en doute. C'est l'observation prolongée et répétitive des complications de décubitus chez les blessés du rachis dont le nombre augmentait de façon inquiétante (1/3 environ des lits du service Traumato B) qui m'a incité à aborder ce problème dont la solution a été, non seulement technique grâce à l'Hydromat, mais aussi le fait du dévouement, de la disponibilité et du savoir-faire des différents personnels soignants du service. Les para- et tétraplégiques, auparavant abandonnés à leur triste évolution spontanée, pouvaient espérer un transfert assez rapide en centre de rééducation, indemnes de toute complication.

À cette époque, l'afflux massif de ces traumatisés et polytraumatisés parcourant la ville en tous sens dans les ambulances du SMUR (parfois pendant 24 heures) pour trouver dans les divers établissements spécialisés mais éloignés les uns des autres, les différents spécialistes que nécessitaient leurs multiples lésions, nous donnait matière à réflexion (lésions orthopédiques à SAINT-JACQUES, abdominales à SAINT-JACQUES ou l'Hôtel-Dieu, thoraciques à Sabourin, neurochirurgicales et faciales à l'Hôtel-Dieu). Aussi, ai-je expliqué à Monsieur Moulet, Directeur Général, qu'à Clermont, la dispersion des établissements spécialisés amenait en matière d'urgences traumatiques au paradoxe suivant : ce ne sont plus les médecins qui se rendent au chevet des blessés mais les polytraumatisés qui se déplacent, non sans risque, vers les différents spécialistes. De cette conversation est née, je crois, l'idée d'un regroupement à SAINT-JACQUES des spécialités impliquées dans les urgences traumatiques. Au fil des ans, des réunions, des controverses, des déplacements au ministère, le projet de "Centre d'Urgences et de Traumatologie" est devenu "l'Extension SAINT-JACQUES", mais un quart de siècle s'est écoulé entre les premiers échanges et l'ouverture des services...

*1975*

Bernard Irthum et Jean Chazal "entrent dans la carrière" en qualité d'internes et Anne-Marie Georget est nommée Adjoint Temps Plein. De multiples publications scientifiques marquent une étape supplémentaire de la recherche et du développement scientifique neurochirurgical.

La thèse de S. Terver se veut une réflexion critique et une

discussion des résultats du traitement moderne des fractures graves du rachis dorso-lombaire.

Dans le laboratoire d'anatomie dirigé par le Professeur Guy Vanneuville est entrepris un important travail expérimental d'étude des contraintes à l'intérieur du rachis humain et de la répartition des forces d'équilibre du rachis dorso-lombaire avant et après ostéosynthèse. Cette étude menée en étroite collaboration entre neurochirurgiens, anatomistes, une unité de Physique de la Faculté des Sciences et le Centre Associé du Conservatoire National des Arts et Métiers débouchera sur la soutenance de plusieurs thèses d'ingénieurs CNAM dont la première fut celle de J.-L. Plaze.

À Fontmaure, à la suite de la thèse de B. Flori soutenue en 1974, le test de résistance à l'écoulement du LCR, cher à P. Janny, fait couler, si ce n'est beaucoup de LCR, du moins beaucoup d'encre et de paroles, mais au fil du temps, il sera le premier jalon dans l'exploration de l'hydrocéphalie chronique.

Parallèlement, les neurochirurgiens, originellement très orientés sur l'organe noble, le cerveau, osent s'aventurer plus bas jusqu'à la région cervicale dans deux pathologies :

- d'abord, l'obstruction carotidienne athéromateuse responsable d'accidents vasculaires cérébraux : c'est la grande vogue de la désobstruction chirurgicale de la carotide dans laquelle P. Janny s'est lancé en tête de peloton, ce qui a valu l'anecdote suivante : B. Montrieul assistait à l'intervention en spectateur intéressé, ayant enfilé simplement une blouse de consultation sur un magnifique costume printanier vert pastel. Au cours de la mise en place d'un "by-pass", une pince vasculaire a lâché ce qui eut pour conséquence immédiate, la survenue d'un geyser carotidien qui, avant toute manœuvre d'hémostase, a copieusement arrosé l'entourage et n'a pas manqué de maculer les vêtements neufs de B. Montrieul qui a eu cette seule réaction : *"Janny, je crois que la technique n'est pas tout à fait au point"*. L'intervention s'est néanmoins terminée sans dommage.

- Ensuite, le développement de la chirurgie du rachis cervical par voie antérolatérale initiée par notre collègue Jean-Pierre Caron. Il devenait enfin simple et sans danger d'aborder directement la lésion vertébrale et/ou discale sans avoir à redouter le terrible obstacle que représentait la moelle épinière lors des abords par voie postérieure de laminectomie. Quel immense progrès chirurgical qui aboutit par ailleurs à la publication de plusieurs travaux en collaboration avec Anne-Marie Georget, puis à la thèse de Lère.

Il convient également de rapporter au cours de cette décennie, une transformation radicale de la chirurgie des tumeurs hypophysaires sous l'impulsion de Gérard Guiot qui reprit et développa sous microscope l'abord hypophysaire par voie nasale transphénoïdale décrit initialement par Walter Dandy. Patrick Derôme, élève et collaborateur de Gérard Guiot à l'Hôpital Foch, vint nous apprendre la technique et Clermont se fit rapidement une place dans cette chirurgie : J. Coudert, l'ORL de l'équipe, pratiquait la voie d'abord et le neurochirurgien, le plus souvent en l'occurrence P. Janny, enlevait la tumeur sous contrôle radiologique largement facilité par l'utilisation d'un nouvel appareil : l'amplificateur de brillance.

*1976* nous faisait rêver.

Ce devait être l'année de l'apothéose puisque le bureau de la Société de Neurochirurgie de Langue Française avait désigné Clermont pour la tenue de son congrès annuel de juin auquel participaient non seulement les neurochirurgiens francophones, mais également des étrangers géographiquement proches ou lointains venant en particulier de l'ensemble du continent américain. Or, en pleine préparation du congrès, la nouvelle tomba brutale et sans appel : le 8 mars 1976, Bernard Montrieul disparaissait, victime d'un accident de la route, au retour d'un week-end de ski. Malgré tous les efforts consentis, la qualité de l'accueil et des communications scientifiques, l'atmosphère ne fut jamais parfaitement détendue et c'est dans un silence angoissé, empreint de recueillement et d'émotion que Pierre Janny prononça, lors de la séance inaugurale du 17 juin

1976, le premier éloge de son compagnon prématurément disparu à 57 ans :

*"Mes Chers Collègues,*

*Un ami, dont la plupart d'entre vous connaissait l'extrême gentillesse et la parfaite courtoisie, devrait être aujourd'hui à mes côtés pour vous accueillir en ces lieux et vous y souhaiter la bienvenue.*

*Depuis plus de 20 ans que le hasard nous avait réunis à Clermont, il est en effet peu de choses de la vie professionnelle que nous n'ayons fait ensemble Montrieul et moi, et la préparation de ce Congrès aura été le dernier acte, hélas interrompu, de cette longue et quotidienne collaboration.*

*Bernard Montrieul, qui avait grandi en Auvergne et qui en connaissait les coins les plus secrets, comme l'écolier connaît à la fin des vacances le théâtre de ses jeux, s'était plus particulièrement occupé de vos loisirs. Il se réjouissait, dans un enthousiasme qui, sur ces sujets, le faisait facilement sortir de sa réserve naturelle, de vous faire admirer les paysages riants ou grandioses de son Pays, ses grands volcans qu'on dit à peine éteints à côté de ses plaines fertiles, ses églises romanes avec leurs Vierges noires et leurs chapiteaux historiés, ses châteaux et ses monuments qui témoignent que l'Histoire d'Auvergne est une bonne partie de l'Histoire de France.*

*Et me voici pourtant seul, aujourd'hui, devant vous, privé accidentellement, à la fois d'un collaborateur de grand mérite et de mon compagnon des premiers jours, à la mémoire de qui je vous demande au seuil de ces journées, un instant de recueillement."*

La toute nouvelle Association Française des Infirmières et Infirmiers de Neurochirurgie (AFIINC), sous la présidence de Mademoiselle Debail et la vice-présidence de Renée Charbonnier avait tenu à organiser à Clermont son propre congrès annuel aux mêmes dates, si bien que pour la première fois dans l'histoire de la neurochirurgie française, une table-ronde consacrée aux soins aux paraplégiques et dirigée par Monique Giraudet (Sœur Monique) et moi-même réunissait neurochirurgiens et infirmières. Nos infirmières concrétisaient ainsi leur existence et montraient qu'elles étaient réellement partie prenante, non seulement au niveau des soins, mais également au plan de la recherche clinique.

Le décès de Bernard Montrieul entraînait pour nous, puisque Pierre Janny n'était pas seul mais que nous formions bien un tandem, une importante surcharge de travail alors que la discipline poursuivait son impressionnante montée en charge. Il nous fallut prendre une décision urgente et grave : "importer" d'une autre ville française un neurochirurgien formé et capable d'une autonomie complète en remplacement du disparu ou assumer cette charge à deux en formant nos propres collaborateurs. Un seul collaborateur était alors près du but Gilles Colnet qui, après sa soutenance de thèse en 1977, devint notre premier chef de clinique se destinant à la discipline puisque les deux autres, les Docteurs Floucaud et Lardennois (thèse en 1976) choisissaient la chirurgie orthopédique. Quant à B. Irthum et J. Chazal, ils entamaient tout juste leur deuxième année d'internat. Nous optâmes pour la solution locale de façon à promouvoir nos propres internes en gardant une unité à cette jeune école clermontoise. Il y eut des années difficiles, mais jamais de découragement malgré l'ampleur des tâches et notre participation aux diverses manifestations nationales auxquelles s'ajoutaient les premiers symposiums concernant les fractures du rachis qui préoccupaient orthopédistes et neurochirurgiens (Marseille - Montpellier - Sofcot).

Parallèlement se poursuivait l'évolution de la neurologie avec la nomination de Gérard Dordain à l'agrégation et la partition du service de neurologie qui comportait donc deux unités, l'une à Fontmaure, l'autre à l'Hôpital Nord.

*1977-1978*

L'activité chirurgicale d'origine médicale poursuit certes un développement régulier mais la traumatologie sous la pression des événements de l'époque, subit une croissance exceptionnelle et Pierre Janny estime, fort justement, qu'il ne peut plus assurer la responsabilité des deux unités chirurgicales, techniquement et administrativement séparées. Aussi va-t-il demander la partition de son service.

Dans une délibération du 12/04/1977, le Conseil d'Administration du CHR indique que le Professeur Janny propose la partition du service de neurochirurgie au motif que *"l'organisation actuelle de l'activité neurochirurgicale, marquée par l'existence de deux secteurs, l'un situé à l'Hôpital Fontmaure, l'autre situé à l'Hôtel-Dieu, s'accommode difficilement de l'unité de direction médicale assurée par Monsieur le Professeur Janny, Chef de Service"*. Cette partition paraît d'autant plus nécessaire que les activités des deux secteurs s'avèrent très différentes, bien que complémentaires : la montée en charge rapide de la traumatologie, qui connaît alors son acmé, implique un fonctionnement en symbiose des unités devant répondre à l'urgence cranio-rachidienne et un regroupement de moyens tels qu'on les trouve à l'Hôtel-Dieu ; à l'opposé, Fontmaure garde en totalité le recrutement de neurochirurgie non traumatique en étroite collaboration avec le service de neurologie et l'unité de neuroradiologie. La partition deviendra effective en 1978 avec ma nomination en tant que chef de service de neurotraumatologie, J. Pourtier occupant le poste de surveillante. La répartition des effectifs médicaux devient alors la suivante :

Service de neurochirurgie non traumatique à Fontmaure

- 1 Professeur chef de Service
- 1 Chef de Clinique Assistant
- 5 internes

Service de neurochirurgie traumatique - Hôtel-Dieu

- 1 Professeur chef de Service
- 1 Chef de Clinique Assistant
- 2 internes

La répartition des lits reste identique : 55 à Fontmaure, 30 à l'Hôtel-Dieu comme nous l'avons déjà précisé. Ces capacités seront modifiées en diminution au fil des restructurations successives. Il convient toutefois de remarquer que le service de réanimation Fleming qui jouxte, à l'Hôtel-Dieu, Traumato B est occupé au moins aux trois quarts de sa capacité par des blessés crânio-rachidiens. Parallèlement, les secrétariats, image de marque des services s'étoffent : une secrétaire à Traumato B : Danièle Nami, 4 secrétaires à Fontmaure, dont 3 hospitalières : Jacqueline, Marie-Claire et Monique, et 1 universitaire : Colette.

*1979*

Le CHR se dote de son premier appareil de tomodensitométrie (scanner à rayons X, plus communément dénommé scanner), mais le choix de son site d'implantation donnera lieu à des discussions serrées : le service de radiologie centrale de SAINT-JACQUES souhaite compléter son équipement, son hégémonie et son image de marque ; Fontmaure fait valoir que les plus "gros consommateurs" de scanner sont les neurologues et les neurochirurgiens ; l'Hôtel-Dieu emportera la décision car le type d'appareil retenu comme le plus performant à l'époque pour l'exploration cranio-encéphalique sera sur place à disposition de toutes les urgences cranio-cérébrales, avant tout traumatiques, et cela 24 heures sur 24.

Quelle simplification des procédures médicales, quel gain de temps et quelle sécurité dans le diagnostic nous apportait enfin cette installation, qui modifiait totalement l'approche diagnostique, la compréhension physiopathologique et par conséquent le choix de la décision thérapeutique. Bien entendu, un seul appareil ne dispensait pas les transports de patients non urgents pour lesquels l'indication du scanner était posée. Les nombreuses observations ainsi recueillies feront l'objet en 1982 de la thèse de H. Piollet : *"Place de l'examen TDM dans le diagnostic et la surveillance des traumatismes crâniens sévères"*.

C'est également vers cette époque qu'un dissecteur à ultra-sons, le Cavitron®, vint compléter l'arsenal instrumental pour l'exérèse de certaines tumeurs cérébrales.

C'est au cours de l'année 1979 que B. Irthum et J. Chazal seront nommés chefs de clinique - assistants et que j'aurai l'honneur d'accéder au Comité scientifique du cours supérieur de chirurgie du rachis de Montpellier.

*La décennie 1980-1990* verra à la fois l'apogée et la fin d'une époque.

*1980*

- Pierre Janny est élu pour 3 ans Président de la Société de Neurochirurgie de Langue Française ;
- Anne-Marie Georget est nommée Praticien du Cadre Hospitalier ;
- Je suis moi-même élu en 1981, Président de la Société Française de Neurochirurgie pour 3 ans, alors que Christian Commun débute son Internat de Spécialité.

*En 1983* est créé à Fontmaure le SPO ou Unité de Soins Post-Opérartoires, trop souvent assimilé, à tort, à un service de réanimation, mais qui a apporté une sécurité considérable. Création également d'une unité de neurochirurgie infantile.

*En 1984,* Gérard Dordain est nommé chef de service à l'Hôpital Nord et Jean-Jacques Lemaire débute un internat en neurochirurgie.

Le ministère décide en *1985* un changement d'appellation des médecins et chirurgiens des Hôpitaux qui deviennent *"Praticiens Hospitaliers"* (PH) et, éventuellement, Professeur des Universités. Je regrette encore l'ancienne dénomination de médecin ou chirurgien des Hôpitaux, terme parfaitement adéquat dont s'honoraient les plus illustres Médecins et Chirurgiens qui ont fait la renommée des Hôpitaux Français.

La même année 1985, de nouvelles nominations sont attribuées à la discipline : Jean Chazal, Agrégé d'Anatomie, Praticien des Hôpitaux en Neurochirurgie ; Anne-Marie Georget, Éliane Planchon, Bernard Irthum, Gilles Colnet, Praticiens des Hôpitaux (PH) et Christian Commun, Chef de Clinique. Pour obtenir les nominations de PH mono-appartenant en Neurochirurgie, nous avons dû rendre à la Faculté nos postes de chefs de clinique, nous privant ainsi d'un mode de recrutement médical universitaire pourtant nécessaire à la vie de la discipline et c'est seulement quelques années plus tard que je pourrai obtenir, grâce à la clairvoyance du doyen R. Cluzel, l'affectation en neurochirurgie d'un nouveau poste de chef de clinique.

*1987* : je suis nommé Vice-Président de la Commission Médicale d'Établissement (CME) dirigée par R. Cluzel et avec Gilles Colnet nous organisons à Clermont la réunion fondatrice du Club Français de Neurochirurgie du Rachis dont les statuts seront déposés à la Préfecture du Puy-de-Dôme. La liste des membres fondateurs s'établit comme suit par ordre alphabétique : Chabannes, Chirossel, Colnet, Fuentes, Lesoin, Loze, Perrin, Privat, Richaud. J'aurai l'honneur de présider aux destinées de ce club jusqu'en septembre1992.

*1988 :*

Pierre Janny, atteint par la limite d'âge, cesse ses activités de chef de service en 1988, mais il opte pour le tout nouveau statut de consultant. Je lui succède en tant que chef de service à Fontmaure *(cf. cliché 8)* et Gilles Colnet prend la fonction de chef de service en mon lieu et place à l'Hôtel-Dieu la même année, tandis que Jean-Jacques Lemaire devient chef de clinique et Denis Sinardet et Éric Seigneuret, internes.

La neuroradiologie progresse à pas de géant pendant cette décennie 1980-1990 au cours de laquelle elle acquiert en pratique le statut de discipline à part entière même si elle dépend toujours de la radiologie centrale ; en tout cas, à Fontmaure, elle s'individualise totalement comme un service et compte un nouveau médecin de qualité en la personne de Jean Gabrillargues qui va prendre en charge la neuroradiologie interventionnelle.

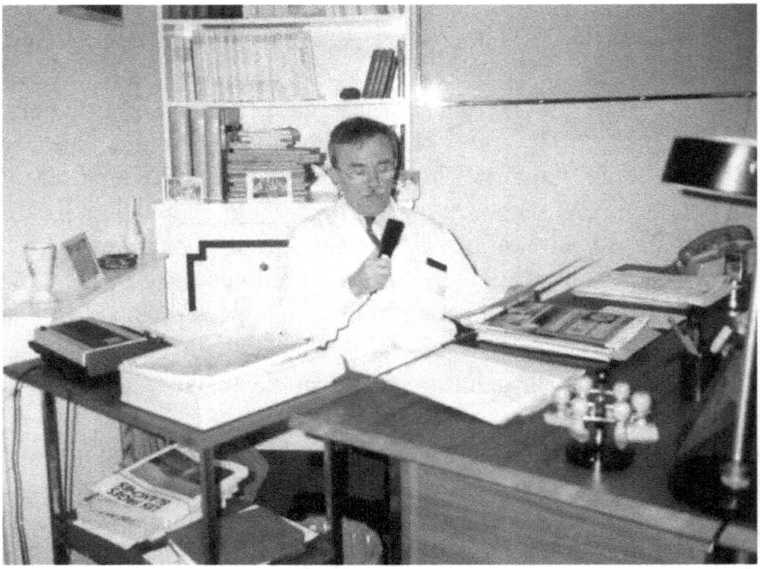

Cliché 8 (coll. pers.) – L'auteur dans son bureau de chef de service à Fontmaure

Nous ne ferons que citer les principales orientations des travaux scientifiques de cette décennie : chirurgie des anévrysmes sous microscope et hypotension artérielle (thèse Claux 1980) ; Antifibrinolytiques (1986) ; participation au livre de Marc Maury : *"la paraplégie"* 1981 ; fractures de l'axis (thèse Grellier 1982) ; chirurgie des nerfs périphériques (Colnet

1983, Irthum 1986) ; gliomes cérébraux 1984 ; traumatismes vertébro-médullaires (thèse Commun 1986) ; mesure de la pression intracrânienne avec assistance par ordinateur (Colnet, Janny *et coll* 1988 et 90).

*1990-1993*

Nous n'aborderons que les trois premières années 1990-1993 de la décennie suivante marquée par l'imagerie nouvelle (IRM), les multiples applications de l'ordinateur et un certain déclin de la chirurgie à ciel ouvert au profit des méthodes moins "invasives".

Plusieurs événements importants se situent *en 1990* :

- Le départ définitif de Pierre Janny à l'issue d'une quarantaine d'années consacrées à la neurochirurgie auvergnate, lui qui avait toujours gardé une certaine nostalgie des Hôpitaux de la capitale. Il poursuivra néanmoins pendant quelques mois encore un travail sur nos observations de gliomes cérébraux, et ira au terme de son mandat au Conseil National des Universités (CNU - 49e Section – 2e Sous-section).

- J'assurerai la présidence de la CME jusqu'en 1992, ce qui ne me laissera plus beaucoup de temps pour m'occuper des malades, entre les charges administratives du service et celles de la CME, d'autant plus lourdes qu'un nouveau Directeur Général, Jean-Pierre Bastard, est nommé au départ d'Albert Moulet et que nous devrons mener à bien le projet d'extension de l'Hôpital SAINT-JACQUES. Heureusement, le haut niveau de l'équipe est conforté par la nomination à l'agrégation de Bernard Irthum, de telle façon que les grands secteurs d'activité sont parfaitement coiffés par les "Praticiens" de qualité.

- L'équipement neuroradiologique se complète par l'installation, sur le plateau SAINT-JACQUES, du premier appareil d'Imagerie par Résonance Magnétique nucléaire (IRM). Dans le même temps, naît un projet de transfert d'images avec les hôpitaux périphériques, et plus particulièrement le service de réanimation de Vichy dirigé par le Docteur Curnier qui souhaite ainsi, en envoyant les images de scanner, obtenir un avis neurochirurgical afin de décider ou non le transfert de certains patients.

*1991*

Une salle de réveil complète, à Fontmaure, un dispositif déjà performant, mais l'ensemble assure une sécurité supplémentaire aux malades.

La chirurgie d'abord direct des anévrysmes, et plus généralement des malformations vasculaires cérébrales, fait progressivement place aux méthodes neuroradiologiques d'embolisation endovasculaire qui, entre les mains de Jean Gabrillargues, jeune assistant d'Anne-Marie Georget, commencent à donner des résultats intéressants et s'avèrent beaucoup moins traumatisantes et moins iatrogènes que la chirurgie à ciel ouvert malgré les progrès spectaculaires que cette dernière a pu réaliser depuis 15 à 20 ans.

La méthode stéréotaxique trouve un nouvel élan, d'abord avec les biopsies cérébrales dont se font les champions J. Chazal et J.-J. Lemaire, ce dernier ayant suivi des stages de haut niveau à Grenoble. Le développement de la méthode a un coût et l'achat d'un casque stéréotaxique de Leksell ne peut être assumé par l'Hôpital seul, aussi aurai-je recours à la Ligue de Lutte Contre le Cancer et plus précisément à son Président, le Professeur P. Lataix, qui, comprenant parfaitement l'enjeu, acceptera de financer pour moitié l'appareil. Un tel équipement s'avérait d'autant plus utile qu'il devait rapidement déboucher sur l'installation au Centre Jean Perrin, d'une unité de radio-chirurgie cérébrale fonctionnant, sous l'impulsion de R. Plagne, en étroite collaboration avec l'unité stéréotaxique de Fontmaure pour le traitement de certaines tumeurs cérébrales.

Christian Commun, neurochirurgien confirmé, démissionne de ses fonctions hospitalières pour ouvrir le premier cabinet de neurochirurgie libérale clermontoise à la clinique des Dômes. Nous avions eu plusieurs conversations à ce propos avec P. Janny qui n'était pas très favorable à la dispersion de la discipline alors que cette évolution me paraissait logique pour deux raisons principales : d'une part, pour que des chirurgiens compétents, formés dans nos services puissent trouver un lieu d'exercice alors que les Hôpitaux ne pouvaient absorber l'ensemble de nos élèves et d'autre part par le fait que la "concurrence" me paraissait un excellent stimulant de part et d'autre. Gilles Colnet se retrouvait donc seul à l'Hôtel-Dieu avec un surcroît d'activité puisqu'il avait mis en route les traitements modernes de lutte contre la spasticité et la douleur au moyen de pompes implantables et programmables.

1991 fut, enfin, l'année de la publication du très important rapport de Philippe Bret et Jean Chazal concernant l'hydrocéphalie chronique de l'adulte. Ce travail qui fait autorité était, en fait, le fruit d'une quarantaine d'années d'études, de réflexions, d'avancées diverses inspirées par Pierre Janny.

C'est *en 1992* que Renée Charbonnier, certes élevée au grade d'Infirmière Générale au cours de ses dernières années d'exercice, mais surtout l'une des chevilles ouvrières de l'installation de la neurochirurgie à Fontmaure, cessera ses fonctions hospitalières et quittera Fontmaure, sa maison, avec la peine que l'on peut imaginer. Elle poursuivra cependant des activités associatives au niveau de la formation professionnelle des personnels hospitaliers. Son départ coïncidera avec le rachat, par la municipalité de Chamalières, de l'ensemble de la propriété de Fontmaure. En effet, le regroupement des services dans l'extension de l'Hôpital SAINT-JACQUES (Gabriel Montpied) approche et le CHR n'a plus d'utilisation précise de ce domaine. Une grande page de la neurologie et de la neurochirurgie auvergnate se tourne après presque un demi-siècle de rayonnement... Nostalgie... Souvenirs...

*1993* est pour moi l'année où prend fin cette histoire, heureusement inachevée, de la neurochirurgie clermontoise. Les témoins et acteurs des premiers jours se raréfient : Pierre Janny nous quitte en laissant toutefois, bien vivante, cette École qu'il avait créée, pas à pas, avec Bernard Montrieul.

Gilles Colnet, ne pouvant, pour d'obscures dissensions internes, prétendre à l'agrégation et sachant que, pour les mêmes raisons, il ne serait pas forcément renouvelé au bout de cinq ans dans ses fonctions de chef de service, décide de démissionner en avril 1993 pour s'installer en clientèle libérale.

Au cours de l'année 1993, j'ai le privilège de mettre au point un système de fixation, par crochets, des instabilités cervicales C1-C2. Le matériel est fabriqué par les forges de Geoffroy à Thiers et l'expérimentation anatomique, puis les essais et l'utilisation clinique menés à bien par Bernard Irthum. L'appareil SCS (Stabilisateur Cervical Supérieur) encore nommé Atlaxis® sera commercialisé à partir de 1996.

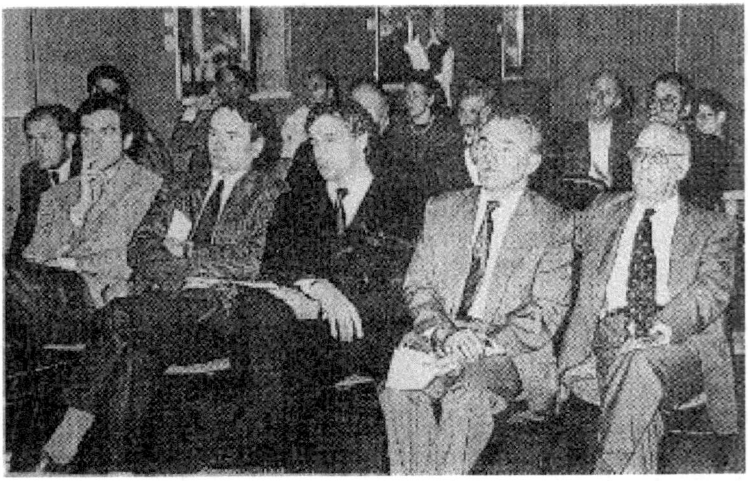

Cliché 9 – L'équipe neurochirurgicale au cours de l'hommage rendu à Pierre Janny, à l'occasion de sa cessation d'activité, par la Société Française de Neurochirurgie. De D à G : P. Janny, J. Chabannes, J. Chazal, B. Irthum, J.-J. Lemaire, G. Colnet Manque sur cette photo : Ch. Commun - (*La Montagne - novembre 1992*)

À la suite de mon départ le 1/09/1993, les Professeurs Bernard Irthum et Jean Chazal sont nommés, d'abord à titre provisoire puis définitif, chefs de service des deux unités neurochirurgicales encore sur deux sites, en attendant leur transfert à SAINT-JACQUES.

Enfin *en 1994 et 1995*, Michel Tournilhac et Éliane Planchon quittent leurs fonctions alors que Pierre Clavelou, jeune Professeur des Universités, prend la direction du service de neurologie et que Jean-Jacques Lemaire est reçu au concours d'agrégation ou plus précisément de Professeur des Universités.

Ce bref survol de la naissance et de la vie de la neurochirurgie clermontoise s'interrompt, non seulement sur le départ des acteurs et témoins des premiers jours, mais également sur des bouleversements des structures hospitalières avec la fin de la gentilhommière "Fontmaure" et des vieux services de l'Hôtel-Dieu. Cette nouvelle étape qui s'engage avec des hommes nouveaux me semble marquée de deux traits dominants :

- d'un côté, l'extraordinaire utilisation médicale de l'imagerie, des moyens informatiques et des ordinateurs, tant dans les méthodes d'investigation (IRM, etc.) que dans les explorations directes et les traitements (stéréotaxie, robotisation, neuro-navigation). Quelles eussent été nos réactions il y a vingt, ou mieux trente ans, si quelque neurochirurgien qualifié "d'avant-gardiste" nous eut présenté une communication sur la "chirurgie assistée par ordinateur" ? Je n'ose imaginer les mouvements et les critiques diverses à l'assemblée des notables...

- d'un autre côté, cette ère nouvelle est empreinte de profondes modifications dans les modes de réflexion et les états d'esprit qui préfigurent un de nos rêves à peine formulé : l'unification des différentes disciplines impliquées dans l'étude du fonctionnement et des maladies du système nerveux sous le vocable d'un grand "Pôle de Neurosciences" qui se crée sur le plateau SAINT-JACQUES et donne un nouvel essor à la recherche, à la clinique et à l'enseignement.

Ces techniques modernes prennent peu à peu la place de la chirurgie réglée, à ciel ouvert, laquelle si elle créa la discipline et en fit son renom en gardant pour le public un certain mystère, n'était pas exempte de méfaits (mais à l'époque "héroïque", on pardonnait beaucoup au chirurgien car "toucher à la tête" ou "subir l'opération du trépan" représentait un acte grave et l'homme de l'art était respecté et ses avis non discutés). Cependant ces méthodes anciennes, basées avant tout sur la clinique, faute de moyens diagnostiques, obligeaient le chirurgien à un contact quasi-permanent avec le malade (Cushing ne passait-il pas des nuits à surveiller ses opérés du jour et à noter leur état clinique) et à une observation rigoureuse, pluriquotidienne, de l'évolution post-opératoire en guettant le moindre signe d'une éventuelle complication imposant la ré-intervention immédiate. L'un de mes maîtres répétait souvent : *"si vous vous pardonnez quoi que ce soit, la chirurgie, elle, ne vous pardonnera rien"*.

Le malade était donc bien la première et la seule préoccupation du chirurgien et l'on ne peut que souhaiter, en voyant les performances et la sécurité qu'offrent les différents moyens et procédures actuelles, que l'homme malade reste bien le premier et le seul souci du neurochirurgien. Ce dernier, servi et gâté, par des moyens de plus en plus puissants qui tendent à se substituer à son geste, doit rester maître et non esclave de la technique dans l'exploration et le traitement des maladies de "l'organe noble" que ne cesse d'être le cerveau.

Que celles et ceux de l'Hôtel-Dieu et de Fontmaure qui ne sont pas nommés me pardonnent, non pas cet oubli car au fil des pages j'ai retrouvé chacune et chacun et j'en garde d'excellents souvenirs ; mais les choix qui m'ont été dictés par la nécessité de la concision et d'une certaine cohérence, m'ont obligé à ne rapporter qu'une partie de cette vie hospitalière.

Je dédie ces pages à toutes celles et ceux, nombreux, anonymes ou plus connus, qui par leur travail humble ou prestigieux, leur enthousiasme, leur ténacité, leur extrême disponibilité au service des malades et d'une équipe, ont contribué à la naissance et au développement de la neurochirurgie et de la neurologie en Auvergne, ainsi qu'à celles et ceux qui poursuivent la tâche, dans le cadre élargi du "Pôle des Neurosciences", avec le seul objectif du mieux-être de celles et ceux qui viennent se confier à eux.

# ANNEXES

## Internes titulaires affectés en neurochirurgie de 1961 à 1996

1961 correspond à la date d'affectation du premier interne en neurochirurgie bien qu'il n'y ait pas de service officiellement créé.

Deux périodes peuvent être distinguées au cours de ces trente-cinq années :

- de 1961 à 1970 inclus, avant l'instauration du temps plein hospitalo-universitaire, les neurochirurgiens exerçaient à temps partiel sans service officialisé ;

| Année | Semestre d'été | Semestre d'hiver |
|---|---|---|
| 1961 | Monsieur CHABANNES | Monsieur CHABANNES |
| 1962 | Monsieur CHABANNES | Monsieur CHABANNES |
| 1963 | Monsieur MALPUECH<br>Monsieur CHABANNES | Monsieur MABRUT |
| 1964 | Monsieur PATOUILLARD | Monsieur PATOUILLARD |
| 1965 | Monsieur PATOUILLARD<br>Monsieur JOURDE | Monsieur JOURDE |
| 1966 | Monsieur BRESSON | Monsieur BRESSON |
| 1967 | Monsieur DEBRIGODE | Monsieur PLANE |
| 1968 | Monsieur PATOUILLARD | Monsieur FAIN |
| 1969 | | Monsieur JOSUE<br>Monsieur GRAVIER |
| 1970 | Monsieur GAUTHIER<br>Monsieur GRAVIER | Monsieur MENES<br>Monsieur LARDENNOIS |

- à partir de 1971, avec l'intégration de Fontmaure au CHU, l'activité neurochirurgicale est exercée à temps plein avec un service, puis deux services à partir de 1978.

| Année | Semestre d'été | Semestre d'hiver |
|---|---|---|
| 1971 | Monsieur VENT<br>Monsieur LARDENNOIS | Monsieur HEYRAUD<br>Monsieur CISTERNE<br>Monsieur REY<br>Monsieur COLNET |
| 1972 | Monsieur CISTERNE<br>Monsieur HEYRAUD<br>Monsieur COLNET<br>Monsieur SKAWINSKI | Monsieur HEYRAUD<br>Monsieur FLOUCAUD<br>Monsieur GAILLARD<br>Monsieur PAILLONCY |
| 1973 | Madame PEYRONIE<br>Monsieur LEVAI<br>Monsieur ESCANDE<br>Monsieur COLNET | Monsieur VOITELIER<br>Monsieur FRANCOIS<br>Monsieur JONADET<br>Monsieur MIERMONT<br>Monsieur ROCHE |
| 1974 | Monsieur FRANCOIS<br>Monsieur JONADET<br>Monsieur TERVER<br>Monsieur GORCE<br>Monsieur SCHOTT | Monsieur COLNET<br>Monsieur CHARLES<br>Monsieur CARLIER<br>Monsieur LENCK |
| 1975 | Monsieur CARLIER<br>Monsieur LENCK<br>Monsieur COLNET | Monsieur LARDENNOIS<br>Monsieur CHAZAL<br>Monsieur DIEBOLT<br>Monsieur ISSERT<br>Monsieur IRTHUM |
| 1976 | Monsieur IRTHUM<br>Monsieur FRESNE<br>Monsieur CHAZAL<br>Monsieur RICHARD<br>Monsieur DIEBOLT<br>Monsieur PRIVE | Monsieur COLNET<br>Monsieur MONDIE<br>Monsieur CHAZAL<br>Monsieur IRTHUM<br>Mademoiselle PAQUET |
| 1977 | Mademoiselle PAQUET<br>Monsieur CHAZAL<br>Monsieur JARAMILLO<br>Monsieur IRTHUM<br>Monsieur BOQUET | Monsieur BOQUET<br>Monsieur JARAMILLO<br>Monsieur CHAZAL<br>Monsieur IRTHUM<br>Monsieur PAULETTO<br>Monsieur DAVID-VAUDEY<br>Monsieur VINCENT |

| Année | Semestre d'été | Semestre d'hiver |
|---|---|---|
| 1978 | Monsieur CHAZAL<br>Mlle GALOUZEAU de VILLEPIN<br>Monsieur MARQUET<br>Monsieur LERE | Monsieur CHAZAL<br>Monsieur IRTHUM<br>Monsieur PIOLLET<br>Monsieur DURIEU |
| 1979 | Monsieur CHAZAL<br>Monsieur IRTHUM<br>Monsieur HALOUA<br>Monsieur CARCANAGUE<br>Monsieur LHUILLIER<br>Monsieur CAYROL | Monsieur MASSINI<br>Monsieur GRELLIER |
| 1980 | Monsieur DEVOIZE<br>Monsieur MASSINI | Monsieur MASSINI<br>Mademoiselle PIONCHON<br>Monsieur DEVOIZE<br>Monsieur GOUDOT<br>Monsieur GRELLIER |
| 1981 | Monsieur MASSINI<br>Monsieur CHIPPONI<br>Mademoiselle PIONCHON | Monsieur FRANCANNET<br>Monsieur KAUFFMANN<br>Monsieur COMMUN<br>Monsieur KHALIL<br>Monsieur DEUSEBIS |
| 1982 | Monsieur KAUFFMANN<br>Monsieur COMMUN<br>Monsieur CHAPUIS<br>Monsieur ALTEIRAC | Monsieur MASSINI<br>Monsieur TISSANDIER<br>Monsieur DURIF<br>Monsieur CORMIER<br>Monsieur PEYNAVAYRE |
| 1983 | Monsieur KAUFFMANN | Monsieur KAUFFMANN<br>Monsieur COMMUN<br>Monsieur L'HOPITAL<br>Mademoiselle RAYNAUD |
| 1984 | Monsieur COMMUN<br>Monsieur CHATENET<br>Monsieur L'HOPITAL<br>Monsieur LEMAIRE | Monsieur ABDELMOULA<br>Monsieur COMMUN<br>Monsieur FAUR |
| 1985 | Monsieur LEMAIRE<br>Monsieur CLAVELOU<br>Monsieur COMMUN<br>Mademoiselle BARSOT | Monsieur COMMUN<br>Monsieur MILOSEVIC |

| Année | Semestre d'été | Semestre d'hiver |
|---|---|---|
| 1986 | Monsieur MALED<br>Monsieur MANIPOUD | Monsieur LEMAIRE |
| 1987 | Monsieur LEMAIRE<br>Mademoiselle LEPERCQ | Monsieur LEMAIRE<br>Mademoiselle MILIN |
| 1988 | Monsieur LEMAIRE<br>Monsieur GABRIEL | Monsieur FRANCHINEAU |
| 1989 | Monsieur SINARDET | Mademoiselle PARTOUCHE<br>Monsieur SEIGNEURET |
| 1990 | Monsieur SEIGNEURET<br>Monsieur VIDAL<br>Monsieur KHALIL | Monsieur SINARDET<br>Monsieur KHALIL<br>Monsieur CASTILLO |
| 1991 | Monsieur SINARDET<br>Mademoiselle PRUNARETY<br>Monsieur ROUQUIE | Monsieur KHALIL<br>Monsieur SINARDET<br>Monsieur GUICHARD |
| 1992 | Monsieur KHALIL<br>Monsieur JOUDET<br>Monsieur SINARDET | Monsieur KIMEGLIO<br>Monsieur KHALIL<br>Monsieur SEIGNEURET |
| 1993 | Monsieur SEIGNEURET<br>Monsieur SCHMIDT<br>Monsieur GERARD | Monsieur KHALIL<br>Monsieur SINARDET<br>Monsieur SCHMIDT |
| 1994 | Monsieur KHALIL<br>Monsieur SINARDET<br>Monsieur SEIGNEURET<br>Monsieur SCHMIDT | Monsieur SINARDET<br>Monsieur SEIGNEURET<br>Monsieur PILON<br>Mademoiselle TAGNI (DIS) |
| 1995 | Monsieur SCHMIDT<br>Monsieur FISCHER-LOKOU<br>Mademoiselle TAGNI (DIS) | Monsieur FISCHER-LOKOU<br>Monsieur DA CUNHA<br>Mademoiselle TAGNI (DIS) |
| 1996 | Monsieur SCHMIDT | Monsieur BUC |

## Assistants des Hôpitaux de neurochirurgie de 1964 à 1996

Docteur CHABANNES Jacques,
d'août 1964 à avril 1971

Docteur GRAVIER Jean-Jacques,
du 1er décembre 1973 au 30 septembre 1975

Docteur LARDENNOIS René,
du 1er février 1976 au 31 janvier 1977

Docteur FLOUCAUD Dominique,
du 17 novembre 1976 au 18 novembre 1977

Docteur COLNET Gilles,
du 1er février 1977 au 30 septembre 1979

Docteur CHAZAL Jean,
du 10 octobre 1979 au 30 avril 1985

Docteur IRTHUM Bernard,
du 1er décembre 1979 au 30 septembre 1983

Docteur COMMUN Christian,
du 1er novembre 1986 au 30 juin 1989

Docteur LEMAIRE Jean-Jacques,
du 1er novembre 1988 au 31 octobre 1991

Docteur SEIGNEURET Éric,
à compter du 4 novembre 1995

Docteur SINARDET Denis
à compter du 1er octobre 1996

# TABLE DES MATIÈRES

******************************

## Santé et Médecine

## aux éditions L'Harmattan

*Dernières parutions*

**RAISON PERDUE...?**
**L'Illusion psychiatrique**
*Avec la collaboration de Jean-Jacques Ritz*
Le système psychiatrique se détériore au point, qu'après les psychologues et les philosophes, ce sont les praticiens qui s'inquiètent. Établir un bilan et amorcer une reconsidération de l'ensemble du problème s'impose aux auteurs afin d'annoncer un débat nécessaire, qui n'a guère progressé ces dernières années.
*(17.50 euros, 162 p.)*
*ISBN : 978-2-343-13276-1, ISBN EBOOK : 978-2-14-005229-3*

**CHIRURGIE DE L'OBÉSITÉ ET DIÉTÉTIQUE**
**Une spécialiste répond à vos questions**
*Bonnemaison Julia*
Ce guide nutritionnel simple et concret permet de tout savoir sur la diététique avant et après une opération de chirurgie de l'obésité. Ce livre propose des recettes simples, des témoignages de patients et l'expérience indispensable d'une spécialiste.
*(Coll. Ethique et pratique médicale, 12.00 euros, 88 p.)*
*ISBN : 978-2-343-13390-4, ISBN EBOOK : 978-2-14-005155-5*

**LA MÉDECINE FORMATÉE**
**Médecins et malades face aux nouvelles technologies**
*Lacroix Jacques-Michel - Préface d'Alain de Benoist*
Les nouvelles technologies vont profondément modifier la manière de soigner et d'envisager la santé. Le transhumanisme, l'uberisation de la médecine, la GPA, autant de mutations importantes qui viennent modifier les pratiques médicales. L'auteur s'interroge sur les réponses des médecins face à ces changements pour préserver leurs intérêts et ceux de leurs patients, sur la possibilité de conserver une relation médecin-malade harmonieuse sans être contraint de suivre les normes de ceux qui veulent profiter du marché de la santé.
*(Coll. Ethique et pratique médicale, 16.50 euros, 150 p.)*
*ISBN : 978-2-343-13220-4, ISBN EBOOK : 978-2-14-004993-4*

**NUMERUS CLAUSUS**
**De la maltraitance des carabins au naufrage de la médecine générale**
*Sèle Bernard – Préface du professeur Didier Sicard*
Cet ouvrage dénonce l'existence du «numerus clausus» qui clôture la première année de médecine et de la maltraitance de milliers d'étudiants qui en découle.

Gigantesque bizutage institutionnel, l'auteur le perçoit comme une machine à produire de l'échec et le rend responsable de l'apparition de déserts médicaux. Il propose un changement radical du cursus de formation des professionnels de santé en abrogeant cette méthode de sélection et apporte de nombreuses pistes de réflexion.
*(Coll. Ethique et pratique médicale, 11.50 euros, 80 p.)*
*ISBN : 978-2-343-13066-8, ISBN EBOOK : 978-2-14-004944-6*

**GROSSESSE ET ALCOOL**
**Représentations et appropriations d'une priorité de santé**
*Sous la direction de Florence Douguet et Thierry Fillaut*
L'intérêt porté depuis le début des années 2000 à la question de la consommation d'alcool des femmes enceintes, ou souhaitant le devenir, mérite qu'on s'y arrête. Ces textes interrogent le processus par lequel un problème de santé scientifiquement démontré (rôle tératogène de l'alcool pour le fœtus) devient une priorité de santé pour les politiques et les soignants de premiers recours.
*(Coll. Logiques sociales, 27.00 euros, 274 p.)*
*ISBN : 978-2-343-13287-7, ISBN EBOOK : 978-2-14-005017-6*

**JÉRÔME FRACASTOR (1478-1553)**
**De la nature des choses à la nature des germes**
*Teyssou Roger*
Pour le médecin et humaniste Jérôme Fracastor, la maladie infectieuse naissait et se propageait d'organisme en organisme par l'intermédiaire de minuscules semences vivantes, vecteurs spécifiques des maladies épidémiques. Son message novateur ne fut pas entendu. Il fallut plus de trois siècles pour que les médecins le comprennent...
*(Coll. Acteurs de la Science, 15.00 euros, 136 p.)*
*ISBN : 978-2-343-13451-2, ISBN EBOOK : 978-2-14-005150-0*

**LA THÉRAPEUTIQUE DE FRACASTOR**
**Lexique des médicaments**
*Teyssou Roger*
Voici l'armoire à pharmacie de Jérôme Fracastor. Sous forme d'un index, toutes les substances médicamenteuses utilisées par le médecin et leur usage thérapeutique sont répertoriés dans cet ouvrage. Ce lexique est le complément de l'ouvrage *Jérôme Fracastor (1478-1553) – De la nature des choses* à la nature des germes.
*(Coll. Acteurs de la Science, 20.50 euros, 206 p.)*
*ISBN : 978-2-343-13452-9, ISBN EBOOK : 978-2-14-005151-7*

**CARTOGRAPHIES CORPORELLES, CONFLITS DE TEMPORALITÉ ET CONTINUUM DE VIOLENCES**
**Femmes meurtries et médicaments nocifs**
*Fines Louise*
En raison des cycles spécifiques qui marquent leurs existences, les femmes sont plus susceptibles de subir des complications graves sur leur santé. Moyens

de contraception, médicaments pris durant la grossesse, et autres prothèses mammaires sont autant de dangers auxquels s'exposent les femmes et leurs enfants. À travers les préjudices causés par les crimes en col blanc, cet ouvrage retrace les tactiques des organisations qui tentent de maintenir à tout prix leurs produits nocifs sur le marché.
*(Coll. Questions contemporaines, 23.50 euros, 230 p.)*
*ISBN : 978-2-343-13380-5, ISBN EBOOK : 978-2-14-005134-0*

**LES MUSICIENS, LA MALADIE ET LA MÉDECINE**
**De Guillaume de Machaut à Béla Bartok**
*Pinet Patrice*
Cet ouvrage explore les vies médicales de onze compositeurs célèbres et, à travers elles, les maladies qui ont traversé les siècles. L'auteur rend compte également des thérapeutiques utilisées au fil des siècles et observe l'impact de la vie sexuelle des musiciens et les effets psychiques de leurs passions amoureuses sur leur morbidité. Outre le souci éternel que procure l'amour, l'évolution du mode de vie des musiciens révèle une tendance aux conduites addictives, source de risques accrus pour la santé.
*(Coll. Médecine à travers les siècles, 39.00 euros, 416 p.)*
*ISBN : 978-2-343-13073-6, ISBN EBOOK : 978-2-14-005016-9*

**MÉDECINE PERSONNALISÉE ET BIOÉTHIQUE**
**Enjeux éthiques dans l'échange et le partage des données génétiques**
*Stoekle Henri Corto*
*Préface de Christian Hervé, Pierre Tambourin et Francis Quétier*
La médecine personnalisée devrait être renommée «médecine des données». Elle tente, à partir d'une quantité importante de données, d'induire ou de déduire des informations valorisables au niveau du soin, de la recherche et de l'industrie. L'ensemble de ces données génétiques et informationnelles transitent par un réseau de communication dématérialisé centralisant le stockage, une partie du traitement et de l'analyse. L'accessibilité de cette plateforme et son usage soulèvent alors de nombreuses inquiétudes éthiques auxquelles cet ouvrage tente d'apporter des solutions.
*(Coll. L'Ethique en mouvement, 19.50 euros, 186 p.)*
*ISBN : 978-2-343-12904-4, ISBN EBOOK : 978-2-14-004910-1*

**MANUEL D'HÉMATOLOGIE**
**Physiologie**
*Thiam Doudou*
Ce tome porte sur la physiologie hématologique classique axée sur les modules de cytologie, d'immunohématologie et d'hémostase, enrichie et actualisée comme l'attestent les chapitres portant sur la transfusion sanguine avec ses différentes modalités et alternatives et sur les traitements en hémostase et leurs contrôles biologiques. La bonne compréhension de la physiologie permet une meilleure maîtrise de la pathologie hématologique qui fera l'objet d'un deuxième tome.
*(27.50 euros, 246 p.)*
*ISBN : 978-2-343-11625-9, ISBN EBOOK : 978-2-14-004901-9*

**CORPS ET ÂMES**
**Les hommes et la médecine au XVIIIème siècle**
*Boyer-Labrouche Annie*
Quelle était la place de la santé sous l'Ancien Régime où le poids du christianisme était si lourd et les clivages sociaux puissants ? Afin d'expliquer la vie quotidienne dans les hôpitaux, Annie Boyer-Labrouche a puisé ses sources dans des archives uniques, réalisant ainsi une étude remarquable de démographie historique, où l'homme est en plein cœur. Cet ouvrage ouvre une réflexion indéniable faisant écho aux problématiques de santé actuelles.
*(Coll. Médecine à travers les siècles, 26.00 euros, 246 p.)*
*ISBN : 978-2-343-12170-3, ISBN EBOOK : 978-2-14-004750-3*

**LE DROIT À LA SANTÉ ET LA PRISON**
**Quelle protection, quels enjeux ?**
*Sous la direction de Jean-Paul Céré*
Le respect du droit à la santé des personnes détenues est aujourd'hui une préoccupation majeure et un sujet sensible tant pour l'administration pénitentiaire que pour les personnels de santé. Le contexte de surpopulation carcérale prégnant, tant en France qu'au Brésil, ne facilite pas la tâche. La concentration de personnes précarisées sur le plan sanitaire et les effets de la détention sur la santé compliquent la recherche d'une adéquation des soins à l'état de santé des personnes détenues.
*(Coll. Comité international des pénalistes francophones, 17.50 euros, 160 p.)*
*ISBN : 978-2-343-12464-3, ISBN EBOOK : 978-2-14-004440-3*

**L'ANALYSE DE PRATIQUES PROFESSIONNELLES EN INSTITUT DE FORMATION EN SOINS INFIRMIERS**
**Expression de la singularité des cadres de santé formateurs**
*Rivier Delphine - Préface de Jean-Louis Boutte et Claudine Dos Santos*
La mise en place des séquences d'analyse de situations et/ou d'activités professionnelles par les cadres de santé formateurs semble complexe, de par des approches différentes, ce qui entraîne des difficultés d'harmonisation dans les pratiques des formateurs au sein des Instituts de Formation en Soins Infirmiers. Cet ouvrage vise à mieux comprendre ce qui se joue actuellement lors de ces séquences pour les étudiants infirmiers et les cadres de santé formateurs.
*(Coll. Logiques sociales, 19.50 euros, 188 p.)*
*ISBN : 978-2-343-12553-4, ISBN EBOOK : 978-2-14-004570-7*

**APPRENDRE DE SES GESTES – De la santé motrice au bien-être**
*Sous la direction de Bernard Andrieu et Luc Collard*
Apprendre de sa santé motrice nécessite, en première partie, d'analyser les gestes à partir des techniques du corps et des effets sur la perception du corps vécu. Apprendre du bien-être de son corps vivant, en deuxième partie, explore l'estime de soi et l'approfondissement par des gestes sensoriels. Apprendre par des gestes ludo-coopératifs ouvre, en troisième partie, à une socialisation heureuse et partagée dans une santé durable.
*(Coll. Mouvements des Savoirs, 34.00 euros, 328 p.)*
*ISBN : 978-2-343-12666-1, ISBN EBOOK : 978-2-14-004636-0*

## Structures éditoriales du groupe L'Harmattan

**L'Harmattan Italie**
Via degli Artisti, 15
10124 Torino
harmattan.italia@gmail.com

**L'Harmattan Hongrie**
Kossuth l. u. 14-16.
1053 Budapest
harmattan@harmattan.hu

---

**L'Harmattan Sénégal**
10 VDN en face Mermoz
BP 45034 Dakar-Fann
senharmattan@gmail.com

**L'Harmattan Cameroun**
TSINGA/FECAFOOT
BP 11486 Yaoundé
inkoukam@gmail.com

**L'Harmattan Burkina Faso**
Achille Somé – tengnule@hotmail.fr

**L'Harmattan Guinée**
Almamya, rue KA 028 OKB Agency
BP 3470 Conakry
harmattanguinee@yahoo.fr

**L'Harmattan RDC**
185, avenue Nyangwe
Commune de Lingwala – Kinshasa
matangilamusadila@yahoo.fr

**L'Harmattan Congo**
67, boulevard Denis-Sassou-N'Guesso
BP 2874 Brazzaville
harmattan.congo@yahoo.fr

**L'Harmattan Mali**
Sirakoro-Meguetana V31
Bamako
syllaka@yahoo.fr

**L'Harmattan Togo**
Djidjole – Lomé
Maison Amela
face EPP BATOME
ddamela@aol.com

**L'Harmattan Côte d'Ivoire**
Résidence Karl – Cité des Arts
Abidjan-Cocody
03 BP 1588 Abidjan
espace_harmattan.ci@hotmail.fr

**L'Harmattan Algérie**
22, rue Moulay-Mohamed
31000 Oran
info2@harmattan-algerie.com

**L'Harmattan Maroc**
5, rue Ferrane-Kouicha, Talaâ-Elkbira
Chrableyine, Fès-Médine
30000 Fès
harmattan.maroc@gmail.com

---

## Nos librairies en France

**Librairie internationale**
16, rue des Écoles – 75005 Paris
librairie.internationale@harmattan.fr
01 40 46 79 11
www.librairieharmattan.com

**Librairie l'Espace Harmattan**
21 bis, rue des Écoles – 75005 Paris
librairie.espace@harmattan.fr
01 43 29 49 42

**Lib. sciences humaines & histoire**
21, rue des Écoles – 75005 Paris
librairie.sh@harmattan.fr
01 46 34 13 71
www.librairieharmattansh.com

**Lib. Méditerranée & Moyen-Orient**
7, rue des Carmes – 75005 Paris
librairie.mediterranee@harmattan.fr
01 43 29 71 15

**Librairie Le Lucernaire**
53, rue Notre-Dame-des-Champs – 75006 Paris
librairie@lucernaire.fr
01 42 22 67 13

www.ingramcontent.com/pod-product-compliance
Lightning Source LLC
LaVergne TN
LVHW051400061026
849535LV00009B/3283
* 9 7 8 2 3 4 3 1 4 7 6 8 0 *